건강한 사람은
그럴턱이있습니다

건강한 사람은 그럴 턱이 있습니다

ⓒ문형주 2012

초판 1쇄 발행일 2012년 4월 1일
초판 2쇄 발행일 2012년 4월 15일

지은이 문형주
펴낸이 이정원

출판책임 박성규
편집책임 선우미정
편집진행 김상진
디자인 김지연
일러스트 ⓒ메드아트
본문모델 이민정
내지디자인 홍은정
편   집 이은 · 한진우 · 조아라
마 케 팅 석철호 · 나다연 · 도한나
경영지원 김은주 · 김은지
제   작 이수현
관   리 구법모 · 엄철용

펴낸곳 도서출판 들녘
등록일자 1987년 12월 12일
등록번호 10-156
주   소 경기도 파주시 교하읍 문발리 출판문화정보산업단지 513-9
전   화 마케팅 031-955-7374 편집 031-955-7381
팩시밀리 031-955-7393
홈페이지 www.ddd21.co.kr

ISBN 978-89-7527-878-5(13510)

값은 뒤표지에 있습니다. 잘못된 책은 구입하신 곳에서 바꿔드립니다.

건강한 사람은 그럴틱이있습니다

〈턱균형연구소〉 문형주 박사가 들려주는 턱과 우리 몸의 비밀

문형주 | 지음

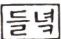

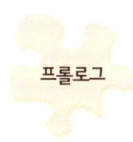
프롤로그

이유 없이 아픈 당신, 문제는 턱이다

책을 쓰겠다고 결심했을 때 나는 조금 두려웠다. 치과의사로 반평생을 살아온 사람이 무슨 신통한 글재주랄 게 있을까? 스스로 생각해도 부끄럽고 분수에 넘는 일이다. 그럼에도 나는 용기를 냈다. 이유는 간단하다. 말해야 한다고, 꼭 말해야 한다고 가슴속 깊은 곳에서 뭔가 꿈틀거렸기 때문이다. 그것은 고통 받는 환자들을 위해 해야만 하는 일이었다. 그렇다. 이 책은 치과, 그중에서도 턱관절 환자와 그들이 앓고 있는 턱관절 장애를 설명하기 위해 만든 책이다.

치과의사의 길을 걸어온 지 사반세기가 넘었고, 턱관절 장애를 치료하기 위해 골몰했던 세월이 십 수 년이 되고 보니 어느 정도 문리(文理)가 트였다. 그리고 문리가 트인 만큼 환자들을 바라보는 시선에 안타까움과 연민이 더해졌다. 해부학적으로 별 이상이 없는 환자가 원인 모를 통증에 시달리며 이 병원 저 병원을 전전하다가 포기하는 셈 치고 찾아오는 곳이 바로 턱관절 장애를 전문적으로 치료하는 병원이다.

"용하다는 한의원, 방송에 나오는 유명한 병원은 다 돌아다녀봤어요. 그런데 돌아오는 답은 늘 똑같아요. 별 이상이 없다는 거예요. 제 몸이 특이체질이라서 그랬다면 포기하고 살겠는데, 그런 것도 아니래요. 대체 뭘 어떡해야 하죠?"

하루에도 몇 번씩 환자들의 하소연을 듣다 보면 안타까움을 넘어 인간적인 연민에 빠져들곤 한다. 아무것도 모르던 평범한 치과의사였을 때는 환자들의 고통을 보면서 같이 아파하는 것만이 내가 할 수 있는 유일한 일이었다. 그러나 턱관절 장애 연구에 매진하면서부터 환자에게 하나의 길을 말해줄 수 있게 되었다. 하지만 그런 말은 나와 마주하는 환자에게만 해줄 수 있을 뿐이었다.

이 땅에는 아직 자신이 무슨 병을 앓고 있는지조차도 모르는 턱관절 환자가 넘쳐난다.

그런 그들에게 일개 치과 개업의가 할 수 있는 일은 그리 많지 않았다. 그저 눈앞에서 신음하고 있는 환자들에게만 최선을 다하는 것으로 만족해야 하는 것일까? 고민을 하며 많은 시간을 보냈다. 그리고 내린 결론이 턱관절 장애에 대한 정확한 실체를 대중에게 알리고 사회적인 해결 방법론을 이야기해야 한다는 것이었다.

이렇게 해서 나는 책을 쓰기로 했다. 아니 써야만 했다. 그리고 이 책을 통해 통합치의학(統合齒醫學: 통합의학적인 관점에서 연구 및 치료를 하는 치과학문)에 대한 사회적 논의가 촉발되었으면 하는 바람도 있다. 그러한 논의가 우리 사회를 한층 건강하고 행복하게 하는 데 기여하리라고 확신한다.

일반 독자들에게는 생소한 말이겠지만 통합치의학은 아주 단순하다. 해부학적으로 아무런 문제가 없는 환자가 통증을 호소하며 병증을 말한다. 이런 환자가 턱관절 치료를 받으면 증상이 사라진다. 예를 들어보면 이렇다. 눈이 계속 뒤로 당겨지는 느낌이 드는 환자가 있다. 이 환자는 너무도 당연하게 안과에 가서 검사를 받지만, 돌아오는 답변은 피로 때문이란다. 컴퓨터 사용을 자제하고 맑은 공기를 마시고 스트레스를 받지 말라는 말이다. 의사의 지시대로 해봤지만 증상은 여전하다. 상황이 이렇게 돌아가면 환자는 점점 불안하고 예민해질 수밖에 없다.

이것이 바로 턱관절 장애의 전형적인 증상이다. 원인은 없는데 통증은 발생하고 환자는 괴로워한다. 속된 말로 '미치고 환장하는 상황'이 벌어지는 것이다. 그런데 이런 미치고 환장할 상황이 우리 주변에서 점점 늘어가고 있다는 게 문제다. 하지만 나는 이걸 현대의학의 한계라 말하고 싶지는 않다.

턱관절을 치료하면 온몸의 균형을 되찾을 수 있고, 몸의 균형을 되찾으면 질병의 고통에서 벗어날 수 있다.

이렇게 말하면 누가 봐도 '폭탄선언'이라 할 만하다. 그런데 이 글을 쓰고 있는 내가 바로 이 폭탄선언에 대해 말을 하려는 것이다. 서양의학이 의학의 상식이 된 이 시점에서 턱관절이 온몸의 균형을 잡아주고 질병을 치료한다는 주장은 턱도 없는 소리일 가능성이 매우 높다. 아이러니하지 않은가! "문제는 턱에 있는데……" 이런 소리를 하면 턱도 없는 소리라고 외면하는 상황이 오래도록 계속되고 있는 것이다.

그러나 2012년 현재 턱관절 장애 증상이 있는 수많은 환자들이 턱관절 치료 전문 병원을 찾고 있고, 치료를 통해 건강한 삶을 되찾았다. 더불어 세계의 의료체계는 현대의학과 보완대체의학을 통섭하여 재해석하는 새로운 의학, 즉 통합의학으로 패러다임의 전환이 일고 있다. 사람의 몸을 부위별로 따로 생각하는 서양의학과 사람의 몸을 하나의 유기체적 전체로 보는 한의학(중의학) 등이 이제는 서로의 부족한 부분을 찾아서 만나고 있는 것이다. 바야흐로 세계의학은 통합의학으로 발전하는 과정에 있다. 이런 거대한 시대 조류를 생각한다면 턱관절 치료는 새로운 질병 치료 패러다임의 명백한 증거가 될 것이다.

이 패러다임의 시작점에 서 있는 것이 통합치의학이다.

이 책은 보기에 따라 한 치과 개업의가 턱관절 장애 치료라는 새로운 영역에 도전하는 영웅담으로 보일 수도 있다. 그러나 나는 턱관절 장애가 있으면서도 제대로 알지 못해 치료를 시작하지 못한 사람들에게 턱관절 장애가 무엇인지, 신체에 어떠한 영향을 주며 증상이 어떠한지 알려야만 한다는 강렬한 사명감을 느끼게 되었다. 의사로서의 진정한 본분이랄까, 턱관절 장애 치료를 본격적으로 시작하게 되면서 하늘의 소명을 느끼게 된 것이다.

그러니까 이건 운명이다. 수많은 병원을 돌아다니며 치료를 했지만, 증세가 호전되지 못한 사람들의 고통을 덜어주는 일, 그런 일을 통해 그들이 지금보다는 좀 더 나은 삶을 찾을 수 있도록 도움을 줄 수 있다면 이 책이야말로 내겐 운명의 책이 되는 셈이다.

이는 분명 새로운 도전이자 새로운 가능성이다. 평범한 치과의사가 지난 15년간 턱관절 장애 치료를 통해 얻은 경험과 지식으로 우리의 인생이 보다 건강하고 행복한 삶을 찾을 수 있는 방법을 제시했다고 한다면 내 생의 보람은 이로써 충분하다.

이 이야기를 어떻게 받아들일지는 독자들의 몫이다. 다만 한 가지 당부의 말씀을 드리자면 행복한 삶을 살기 위한 첫째 조건은 건강이라는 사실, 그리고 그 건강은 언제나 우리 옆에 있는 것이 아니라 끊임없이 노력하고 갈망해야지만 함께 한다는 사실이다.

내가 말하는 턱관절 장애 치료와 통합치의학에 관한 이야기는 그런 갈망에 반응하는 의료행위다. 알고 싶다, 입증하고 싶다, 도전하고 싶다, 통증에서 벗어나고 싶다……. 이와 같은 갈망이 우리를 끊임없이 격려하고 진보하게 한다. 확실히, 우리를 발전하게 이끄는 추동 에너지는 호기심과 갈망과 노력이다. 이 세 가지의 미덕은 인류가 스스로 만들어 누대에 걸쳐 전하고 함께 나누어 가진 공동의 자산이다.

턱관절 장애 치료나 통합치의학은 이제껏 제대로 주목을 받아본 적이 없다. 전문 식자층은 물론 일반 대중에게도 생소하다. 그러나 그 갈망과 노력의 대가는 아주 후하다. 턱관절은 우리가 생각하는 것 이상으로 예민하다. 그러나 조금만 잘해줘도 당신의 건강 전체에 좋은 영향을 줄 수 있다. 공유하면 얼마든지 확인이 가능하다. 그리하여 'K-denti(K-dentistry)의 프라이드'를 세계에 전파하는 일이 머지않아 실현될 것이다. 꿈은 이루어진다고 오늘도 나는 믿는다.

차례

프롤로그_ 이유 없이 아픈 당신, 문제는 턱이다 | 5

1장 21세기 의학이 발견한 인체의 신비, 턱

내과, 외과, 정형외과 의사들이 포기한 환자의 기적 | 16
내 얼굴 안의 심장, 턱 | 23
21세기 의학의 화두, "문제는 턱이다" | 31
양악수술을 할까, 턱관절 치료를 받을까 | 38

2장 당신의 턱을 의심하라!

턱관절 장애로 맺어진 의사와 환자의 인연 | 46
대한민국 환자 넷 중 하나는 턱 환자! | 50
자율신경실조증, 해답은 턱관절에 있다(방광염_30대 여성) | 턱관절의 균형을 찾으면 시신경 질환도 치료된다(시력저하_70대 여성) | 이를 악무는 버릇이 불러온 극심한 허리통증(허리 통증_50대 남성) | 원인 모를 두통에 걸렸다면 턱관절부터 의심하라(두통_30대 여성) | 편도선염 걸렸다면 수술할 생각 말고 턱관절을 고쳐라(편도선염_20대 여성) | 균형을 잃은 턱관절이 손

을 떨게 하다(수전증_20대 남성) ❙ 손 저림과 가려움증을 불러온 턱관절 장애(양손 저림과 가려움증_80대 여성) ❙ 턱관절은 생식기를 지배하는 자율신경계에 영향을 끼친다(생리불순_20대 여성) ❙ 턱관절의 균형을 잡아 손 떨림을 잡는다(손목터널 증후군_40대 여성) ❙ 턱관절 장애가 불러온 소화 장애와 어깨통증(소화 장애와 어깨통증_50대 여성) ❙ 스플린트로 몸의 균형을 잡아라(안면비대칭과 부정교합_20대 남성) ❙ 어느 날 갑자기 입이 벌어지지 않는다면!(턱관절 장애_30대 여성) ❙ 턱관절 치료로 굽은 등을 곧게 펴다(굽은 등과 무릎 통증_80대 남성) 턱관절의 건강이 골프 스코어에 영향을 준다 ❙ 105

3장 지금부터 턱을 관리하라!

균형을 찾으려는 우리 몸의 본능 ❙ 116

턱관절 치료의 비밀 ❙ 123

우리 몸의 신대륙, 트리거포인트 ❙ 129

턱관절 장애진단법: 건강하려면 턱부터 제대로 알자! ❙ 133

일상생활의 턱관절 관리법: 이것만 지키면 아플 일이 없다! ❙ 139

1.악물지 마라 ❙ 2. 깨물거나 빨지 마라 ❙ 3. 턱을 내버려 둬라 ❙ 4. 이 갈지 마라 ❙ 5. 편애하지 마라 ❙ 6. 코로 숨 쉬어라

4장 턱의 비밀이 풀리다

거꾸로 매달린 스파이더맨의 턱에서 답을 찾다 ┃ 154
21세기 보완대체의학의 신세계 ┃ 166
근막연결이론의 완성 ┃ 178
천 명의 환자, 천 개의 스플린트 ┃ 187
뻔하고도 신비로운, '문형주식' 턱관절 치료법 6단계 ┃ 194

5장 턱 관리가 당신의 노년을 좌우한다

턱은 내 몸의 바로미터 ┃ 204
턱관절로 삶을 '리셋'하라 ┃ 208
턱, 제대로 고치려면 '주체적인 의료소비자'가 돼라 ┃ 216
건강한 턱을 위한 다섯 가지 예방수칙 ┃ 223
패러다임을 바꾸면 턱관절 치료의 답이 보인다 ┃ 240

에필로그_ 턱에 美치다 ┃ 251
부록 _ 턱관절 장애를 불러오는 생활습관 ┃ 260
     _ 턱관절 장애 진단법 ┃ 262

21세기 의학이 발견한 인체의 신비, 턱

1장

내과, 외과, 정형외과 의사들이 포기한 환자의 기적

2009년 어느 화창한 가을날 오후였다. 두 여인이 병원으로 들어왔다. 마침 나는 진료기록을 확인하기 위해 안내 데스크에 몸을 기댄 채 차트를 확인하고 있었다. 그들은 한눈에 보기에도 모녀지간이었다. 동그란 얼굴 윤곽과 깊게 들어간 눈매, 오뚝한 콧날 그리고 수심에 가득 찬 표정까지 두 여인은 서로를 빼닮았다.

모녀지간으로 짐작되는 환자들이 병원 문을 열고 들어오는 모습은 대개 일치한다. 치아가 아픈 딸은 당연히 고통스러운 표정을 짓는다. 곁에 있는 어머니 또한 고통스러워하는 딸이 안쓰러워 같이 아파하고, 큰 문제가 아니길 바라는 표정을 짓는다. 반대의 경우도 어느 정도 그럴 수 있다. 병원 오기를 꺼려하는 어머니를 우격다짐으로 끌고(?) 온 딸의 화난 표정과 통증 때문에 굳어진 어머니의 얼굴이 교차한다.

이런 모습을 볼 때마다 안쓰러운 마음이 들지만, 가족을 걱정하는 그 마음 쏨쏨이에 슬그머니 미소가 피어오르곤 한다. 의사는 환자와 그 가족들의 얼굴에 미소를 되찾아주는 일을 하는 사람이 아닌가? 통증으로 굳어지거나 수심에 가득 찬 얼굴들을 마주할 때마다 의사로서의 마음가짐을 가다듬곤 한다.

자, 그렇다면 이 두 모녀 중 누가 환자였을까? 딸이었을까? 아니면 어머니였을까?

정답은 둘 다였다.

진료실에 앉아 환자를 기다리는데 노크 소리와 함께 들어선 사람은 젊은 아가씨. 바로 딸이었다. 치아 우식증. 간단히 말해서 충치였다. 치료를 끝내고 나서 앞으로의 치료 계획과 치료 중 주의사항을 환자에게 알려주고 진료실을 나섰다.

그런데 대기실에 앉아 있는 어머니가 눈에 들어왔다. 심상치 않은 표정이었다. 다년간 축적된 경험에 따르면 환자 부모의 표정이 아니었다. 그녀 역시 환자였다.

들고 보니 그녀의 사연은 절절했다. 마치 귀신이 달라붙은 것처럼 눈이 뒤로 잡아당겨지는 고통이 찾아오고, 나중에는 시리고 따가운 통증으로 악화됐다. 불면증은 기본적인 증상. 단순히 잠을 잘 수 없는 것으로 끝나지 않고, 어깨 통증과 뒷목 저림 현상을 동반했다. 여기까지만 해도 일상생활을 제대로 할 수 없을 정도의 고통이었을 텐데 그녀는 쉴 새 없이 다른 증상들을 쏟아냈다.

"늘 편두통을 달고 살아요. 머리 한쪽을 맷돌로 짓누르는 느낌이라고 해야 할지……. 이게 생리 전후로는 더 심해져요."

"아침에 일어나면 통증 때문에 제대로 허리를 펼 수도 없어요."

"언제부턴가 속이 더부룩하고 소화 장애 증상도 생겼어요."

"바로 어제 일도 깜박할 정도로 기억력이 감퇴됐고, 통증에 시달리다 보니 집중력은 계속해서 떨어져 매사가 짜증스럽기만 해요."

이 정도면 걸어 다니는 종합병원이다.

"어머니, 다른 병원에서는 뭐라고 합니까?"

말이 끝나기가 무섭게 그녀의 입에서는 또 한 보따리만큼 이야기가 쏟아져 나왔다.

"안 가본 병원이 없어요. 내과, 외과, 정형외과……. 나중에는 갑상선 치료까지 받았어요. 그런데도 효과가 없어요. 아니, 효과가 없는 게 아니라 몸은 멀쩡하다고 나와요. 그러니까 미치고 팔짝 뛸 지경이죠. 병명이라도 알아내면 '그래 조금만 노력하면 나을 거야'라든지, 아니면 '이건 더 이상 가망이 없으니 포기해야지' 하고 체념이라도 하지. 병명도 모르고 아프기만 하니 사람이 말라죽는 거예요. 병원 가면 무슨 거짓말쟁이가 된 느낌이고……. 병원비도 아주 많이 들었어요. 거짓말 조금 보태면 지금까지 나간 치료비만 모아도 집 한 채는 샀을 거예요."

환갑도 10년이나 남은 쉰 살 중년 여성의 입에서 나오는 체념과 회한의 목소리. 이때 내 머릿속에는 "전형적인 턱관절 장애 증상이네요"라는 대사가 빠르게 스쳐 지나갔다.

턱관절 장애치료에 관심을 가진 지 15년. 본격적으로 연구와 치료에 뛰어든 지 7년째였던 그때. 감히 명의(名醫)라는 말을 입에 함부로 올릴 순 없겠지만, 그래도 수백 차례 환자 진료와 치료 사례를 통해 길러진 의사로서의 본능이 날 움직이고 있었다.

이후의 일은 간단했다. 전형적인 턱관절 장애 증상이라는 걸 그녀에게 설명했다. 지금은 간단하게 상담하는 것이기 때문에 100% 확신할 순 없지만(사람의 몸을 다루는 일에 100% 확신은 없기에 돌다리도 두드리는 심정으로 재삼재사 확인을 해야 하는 게 의사의 일이다), 만약 치료에 대한 의지가 있다면 집에 가서 잘 생각해본 다음 다시 한 번 우리 병원을 찾든지 다른 턱관절 전문 병원에서 진단을 받아보는 게 좋을 거라고 말해주었다.

상식적인 수준의 답변이었지만 그녀의 얼굴은 금세 희망으로 부풀어 올랐다. 지금까지 자신의 병명에 대해 제대로 알지 못했는데 이제는 턱관절 장애라는 확실한 병명이 붙었다는 사실. 그리고 약간은 의문점이 많았겠지만, 그래도 번듯한 치과병원을 운영하는 의사가 치료를 확신하고 있는 분위기이니 희망적이었을 게다.

말이란 그래서 중요한 것이다. 턱관절 장애라는 말. 평생 듣도 보도 못한 이 말이 체념과 회한의 깊은 수렁으로부터 그녀를 건져 올리고 있는 것이 분명했다. 그녀는 며칠 안에 꼭 다시 내원할 테니 그때 보자며 딸의 손을 잡고 황망히 병원을 빠져나갔다. 하지만 그녀는 오지 않았다.

두 모녀의 기억이 퇴색되어 오래된 사진관의 빛바랜 가족사진처럼 변해버렸을 때쯤 그녀가 다시 병원 문을 열고 들어왔다.
"어……!"
"아, 안녕하세요. 선생님?"
쭈뼛거리며 민망한 표정으로 진료실 의자에 앉는 그녀는 1년 전 모습 그대로였다. 그러나 척 보기에 1년간 심사숙고하다가 고심 끝에 내원한 모습은 아니었다.
"증상은 좀 괜찮아지셨어요?"
그녀는 기다렸다는 듯이 지난 1년간의 고행담을 쏟아냈다. 요점만 정리해보자면 1년 전 그날 나와의 상담이 끝난 뒤 지인을 통해 턱관절 치료를 위해 전문 병원 한 곳을 소개 받았다는 것이다. 그리고 1년간 그곳에서 치료를 받았지만 도통 나아질 기색이 보이지 않았다는 것이다. 기존의 통증이 여전할 뿐만 아니라 턱관절 치료를 위해 장착한 스플린트(splint: 턱관절을 교정하기 위해 입 안에 장착하는 장치)의 이물감과 통증 때문에 차라리 아니 한 만 못한 치료가 됐다는 것이다.
"돈은 돈대로 들어가고, 몸은 몸대로 아프고……."
그녀의 하소연이 진료실 안의 공기를 무겁게 가라앉히고 있었다. 처연하다고 해야 할까, 애틋하다고 해야 할까? 그녀의 눈빛에는 혹시나 하는 기대감과 역시나 똑같을지도 모른다는 불안감의 빛이 절묘한 균형을 맞춘 채 교차하고 있었다. 많이 겪어본, 앞으로도 수없이 겪게 될 눈빛이었다.

일반인들에게는 생소한 턱관절 장애라는 병. 그걸 치료하는 의사라니……. 아직까지 학계에 제대로 인정도 받지 못했고, 누가 나서서 이걸 치료해야 할지 명확한 가이드라인도 정해지지 않은 턱관절 장애라는 병. 환자들이 보내는 눈빛을 나는 이해한다. 아니 감사하게 생각한다. 그 눈빛이야말로 내가 넘어서야 할 인생의 진정한 목표이기 때문이다.

"자, 그럼 뭐부터 시작할까요?"

그녀의 눈빛. 정확히 375번째 마주하는 도전자(?)의 눈빛을 보며 나는 쾌활하게 질문을 던졌다. 그렇게 내 375번째 턱관절 장애 환자와의 만남은 매우 조심스럽게 시작됐다.

3개월 뒤 그녀가 말했다.

"이제 살 것 같아요."

눈 당기는 증상이 사라졌고, 머리를 맷돌로 짓누르는 것 같은 통증도 사라졌다. 불면증 증상도 많이 호전됐고, 소화도 잘된다고 했다. 이제 그녀의 눈빛에는 '혹시나' 하는 기대의 감정도, '역시나' 하는 불신의 빛도 보이지 않았다. 그녀의 눈은 이제 확신으로 가득 차 있었다.

"이럴 줄 알았으면 진작 찾아오는 거였는데……, 지난 세월이 아쉬워요."

늘 그렇듯이 병증이 호전되면 환자들은 이와 비슷한 뉘앙스의 말을 쏟아낸다. 지난 세월 겪어야 했던 지긋지긋한 고통의 기억들. 그동안 들어간 인고의 시간과 치료비에 대한 아쉬움이 진하게 배어 있는 회한들……. 그 심정은 손에 잡힐 듯이 나에게 다가왔지만 그때마다 내가 하는 말은 똑같았다.

"어머니, 제 개똥철학 한번 들어보실래요? 저는 인생은 해석이라는 말을 즐겨 씁니다. 정말 인생은 해석하기 나름이거든요. 부정적으로 바라보면 한없이 가라앉는 게 사람 마음이고, 긍정적으로 바라보면 세상을 다 얻을 수 있는 힘을 얻는 게 또한 사람 마음입니다. 믿음의 눈으로 보면 모든 것이 은혜요 감사입니다. 지금 어머니가 가져야 할 마음은 왜 진작 절 만나지 못했냐는 후회가 아니라 지금이라도 만나서 병을 치료하게 됐다는 감사의 마음입니다. 지나간 시간을 돌이킬 순 없지만 지금 현재를 알차게 보내면 잃어버린 시간을 보상받을 수 있으니까 말이죠. 후회할 시간에 조금이라도 더 치료에 전념하셔서 치료 기간을 단축한다면 그만큼 시간을 보상받는 겁니다. 인생은 어떻게 해석하느냐에 따라 정말 달라집니다."

상투적인 이야기다. 그러나 나는 이 상투적인 이야기를 할 때가 정말 즐겁다. 이런 말을 전할 수 있다는 건 내 앞에 있는 환자가 많이 호전됐다는 선언 아닌가. 또 한 명의 환자를 치료해냈다는 의사로서의 자부심과 한 사람의 고통을 덜어내 얼굴에 미소를 되살려냈다는 인간적인 기쁨이 교차하는 그 순간! 난 나 자신이 매일매일 그런 순간에 매혹되는 의사이기를 희망한다. 그렇지 않은가? 의사로서 이보다 더 큰 보람이 어디 있겠는가!

내 얼굴 안의 심장,
턱

사람 몸의 뼈 개수는 총 206개이다. 일반적으로 사람 몸은 26개의 척추뼈와 22개의 머리뼈, 1개의 목뿔뼈(hyoid bone), 25개의 갈비뼈와 가슴뼈, 64개의 팔뼈, 62개의 다리뼈, 6개의 귓속뼈가 있다. 각기 다 그 이유와 목적이 있지만 사람들은 그 뼈들에 대해서 각각의 사회적 이미지를 말한다.

여자를 만든 갈비뼈
출산을 위한 넓은 골반뼈
신체를 지탱해주는 척추뼈

그렇다면 턱은 어떨까? 턱 하면 나오는 이미지는 유리턱이다. 우리는 복싱이나 이종격투기를 볼 때에야 턱의 중요성을 떠올린다. 요즘은 외모중시 풍조 때문에 턱을 미적인 관점에서 바라보는 경향이 많지만, 기본적으로 턱 하면 인체에서 약점이 많은 부위라고 생각하기 마련이다.

반대로 말하자면 턱은 정말 보호받아야 할 중요한 관절이란 의미가 된다. 이종격투기 선수들이 언제나 가드를 올려 턱을 보호하는 이유도 바로 여기에 있다. 턱은 보호받아 마땅한 인체의 주요 관절인 것이다. 이제부터 그 이유에 대해 차근차근 설명하겠다.

① 우리 몸에서 가장 중요한 12개의 뇌신경 중 9개가 턱관절 주변을 지나간다. 이런 신경뿐만이 아니라 아주 정밀한 혈관, 림프, 신경절 등이 아래턱뼈 뒤쪽에 밀집되어 있다. 만약 턱뼈에 큰 충격을 받으면(예를 들어 권투에서 라이트 훅이나 스트레이트 펀치를 맞는다면) 턱뼈는 뒤로 밀려갈 것이고, 이로 인해 신경군은 큰 압박을 받게 된다. 이런 압박은 신경군에만 영향을 미치는 것이 아니다. 심장에서 뿜어져 올린 혈액들이 아래턱뼈 뒤쪽으로 연결돼 있는 혈관을 타고 두뇌로 보내지는데 만약 압박(혹은 충격)을 받아 혈관이 막힌다면 뇌는 큰 타격을 입게 된다. 여기서 턱이 왜 중요한지 확실하게 드러난다. 이 사실 하나만으로 턱관절 치료의 이유와 목적의 상당 부분이 설명된다. 턱은 인체의 중추신경계와 밀접하게 연관돼 있는 것이다.

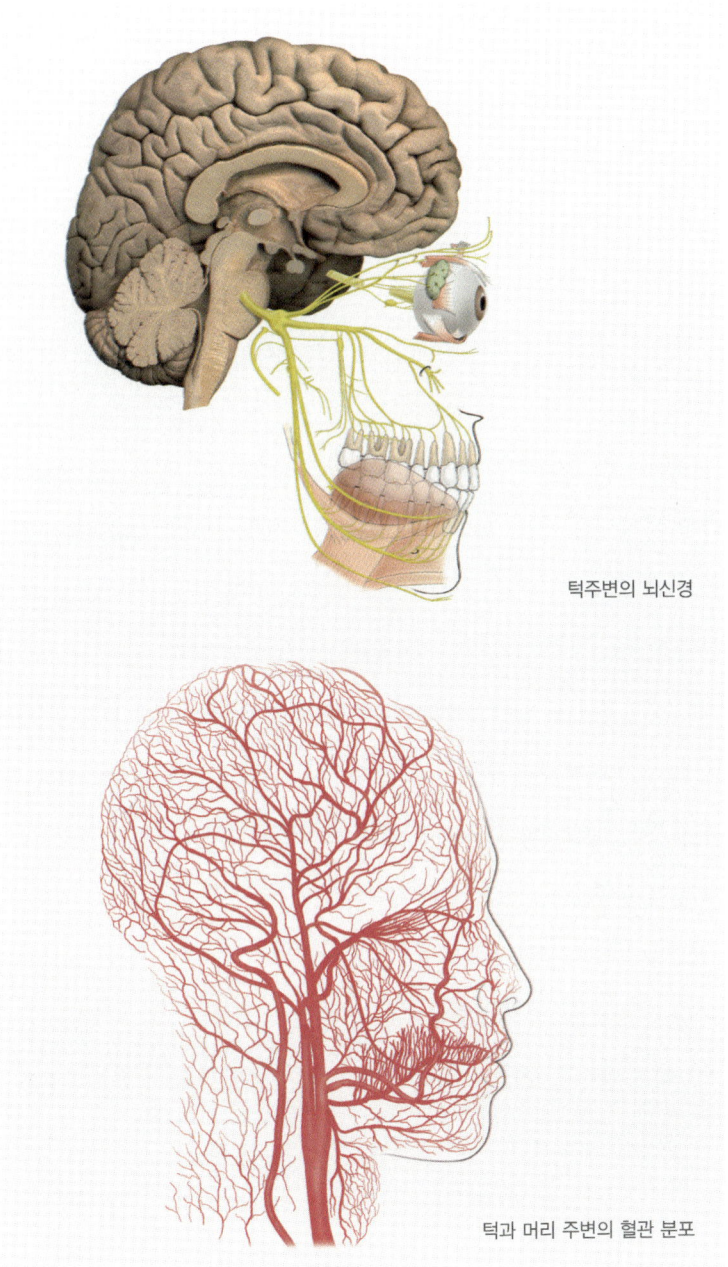

턱주변의 뇌신경

턱과 머리 주변의 혈관 분포

② 턱관절은 신체의 다른 관절에 비해 많은 힘을 받는다. 저작운동(음식을 씹는 것)을 할 때에는 상당한 힘을 받는다. 한민족의 영원한 반찬인 김치나 채소 등을 씹을 때에는 20~30kg, 고기의 경우는 40~50kg, 술안주의 대명사라 할 수 있는 마른 오징어는 50~60kg이나 되는 힘을 들이게 된다. 오징어를 씹으면 턱이 뻐근한 이유가 여기에 있다. 이렇게 음식을 씹는 행위만으로도 우리의 턱관절은 평균 40~80kg의 힘을 받는다.

그러나 이건 음식을 씹을 때의 이야기일 뿐이다. 이를 가는 습관이 있다면 턱관절은 더 큰 힘을 받게 되는데, 이때는 무려 120Kg 이상의 힘을 받게 된다. 이를 갈 때 들리는 기분 나쁜 마찰음은 이 120Kg 이상의 힘이 맞물리며 나는 소리인 것이다.

이렇게 엄청난 압력을 받는 턱관절이 별 무리 없이 작동하는 이유는 무엇일까? 하루에도 수백, 수천 번씩 움직이는 턱관절이 무리 없이 작동하는 것은 절묘하게 균형이 맞춰져 치아에 걸리는 하중이 골고루 분산되기 때문이다.

그러나 이런 균형이 무너지면 어떻게 될까? 치아에 걸리는 하중이 어느 한 쪽으로 쏠리게 씹다 보면 뇌로 가는 기계적인 자극이 편중되어 뇌 기능에도 영향을 끼칠 수 있다는 소리다. 턱관절 본래의 목적인 씹고, 삼키고, 말하고, 침을 삼키는 행위가 자연스럽게 보이지만, 이 자연스러운 행위의 균형이 무너지면 뇌에 부정적인 영향을 끼칠 만큼 치명적인 위협요소가 된다. 씹는 행위는 치아와 뇌를 연결하는 강력한 신경네트워크를 활성화하여 대뇌를 활성화하며 뇌로 가는 혈류를 늘어나게 하는 순기능이 있다. 하지만 턱의 균형이 무너진 상태에서는 역기능도 발생한다는 것이다.

　③ 턱관절은 하나의 뼈지만 머리뼈 양쪽으로 관절을 이루고 있는 우리 몸에서 유일한 양측성 관절이다. 덕분에 아주 미세한 불균형에도 바로 반응을 보이는 예민한 관절이기도 하다. 문제는 이 예민한 관절의 파괴력인데, 턱관절의 균형이 틀어지면 몸 전체에도 영향을 끼치게 된다. 아래턱의 균형이 무너져 축이 뒤틀리게 되면 몸 전체의 축도 틀어지게 된다.

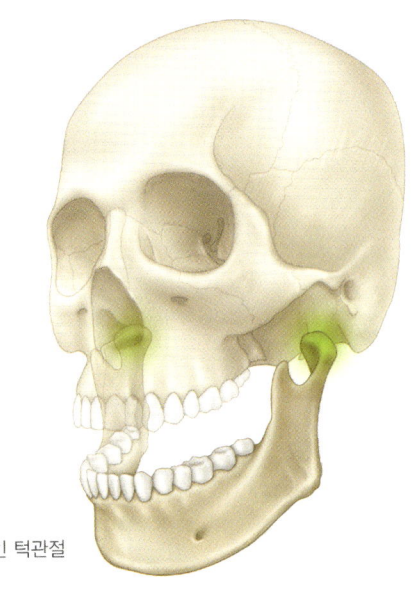

우리 몸의 유일한 양측성 관절인 턱관절

이 부분을 좀 더 자세히 설명하자면 아래턱이 움직일 때 대부분 운동의 중심축은 턱관절이 아니라 제2번 목뼈의 치돌기이다. 다시 말해서 턱관절이 수행하는 모든 행위들, 그러니까 말하기, 씹기, 침 삼키기 등등의 행동들이 목뼈에 직접 영향을 끼친다는 것이다. 2번 치돌기에만 영향을 끼친다면 그러려니 하고 넘어가겠지만 턱관절은 의외로 발이 넓은 관절이다.

치돌기는 1번 목뼈와 인대로 연결돼 있다. 즉 턱관절은 1번, 2번 목뼈에 직간접적으로 영향을 준다는 말이다. 이야기는 점점 걷잡을 수 없을 정도로 커져 나가는데, 이 1번, 2번 목뼈는 위로는 우리 신체에서 가장 중요한 뇌를 보호하는 머리뼈를 직접 떠받치고 있고, 아래로는 우리 몸

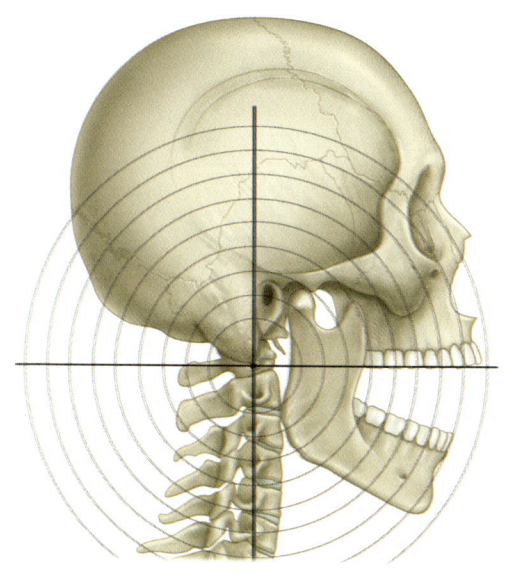

굿제이의 사분원 법칙

난치성 환자이면서 턱관절 장애가 있던 공학도인 캐이시 굿제이(Casey Guzay)가 물리학 개념을 도입하여 '4분원 원리(Quadrant theorem)'를 완성하여 턱관절과 척추와의 직접적인 관계성을 설명한 이론이다.
'위턱과 머리뼈에 대한 아래턱의 개폐운동, 측방운동, 전후 운동 등 모든 움직임이 1번, 2번 목뼈 사이의 치돌기 중심으로 회전하면서 교합의 위치의 변화에 따라 신체의 구조에 영향을 미친다라는 내용이다. 즉 아래턱 운동의 상태가 목뼈에 수직 및 수평적으로 힘을 발생시켜 목뼈가 역학적으로 영향을 받는다는 이론이다.

의 균형을 잡아주는 척추 전체의 균형에 직접 영향을 줄 수 있는 위치다. 한 마디로 말해서 1번, 2번 목뼈는 위로는 머리뼈부터 시작해 아래로는 척추뼈와 골반뼈까지 우리 몸의 균형을 잡아주는 중요한 역할을 하는 곳이다. 이러한 1번, 2번 목뼈에 직접적인 영향을 끼칠 수 있는 것이 바로 턱관절이다(굿제이의 사분원 법칙). 턱이 신체 외부적인 균형을 잡아주는 데 중요한 역할을 하는 것을 확인할 수 있다.

① 턱관절은 회전 운동과 활주운동(미끄러지는 운동)을 동시에 수행하는 아주 파워풀하고 다이내믹한 관절이다. 이런 파워풀하고 역동적인 동작을 수행할 수 있기 때문에 우리는 먹고 살 수 있는 것이다. 씹어 삼키는 저작운동은 턱이 파워풀하고 역동적인 동작을 수행할 수 있기 때문에 가능한 것이다.

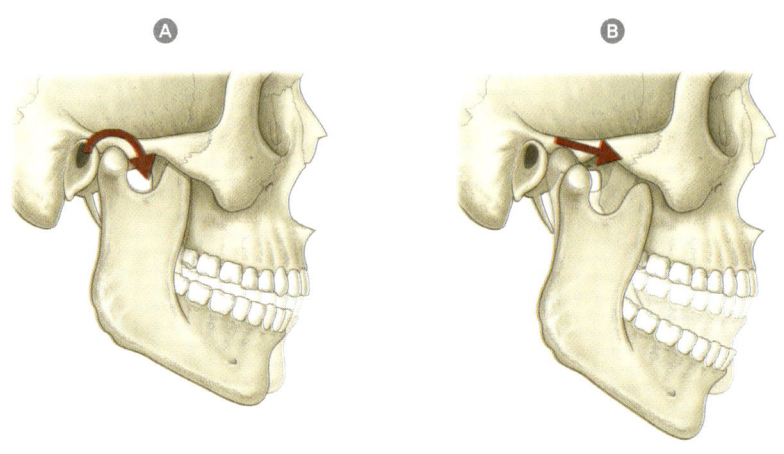

턱관절의 운동(Ⓐ 회전운동 Ⓑ 활주운동)

⑤ 턱관절은 하루 24시간 쉬지 않고 움직이는 관절이다. 보다 정확하게 말한다면 우리 인체에서 유일한 무정지성 관절이다. 단순히 턱은 식사할 때만 쓰는 관절이라고 생각할 수 있는데 말하고, 씹고, 삼키면서 우리 몸에서 하루 24시간 잠시도 쉬지 않고 움직인다. 이렇게 예민하고 중요한 관절이 끊임없이 상상도 못할 만큼 혹사당하고 있다는 건 잘 알려져 있지 않다. 턱을 연인이라 생각하고 아껴줄 필요가 있다.

턱관절은 어찌 보면 양날의 요검과 같은 존재라 할 수 있다. 턱관절에 무리를 주지 않고 균형 잡힌 삶을 산다면 턱은 주인을 배신하지 않고 평생을 동반자로 살아가겠지만, 만약 조금이라도 균형이 흐트러진다면 턱은 주인에게 끝없는 고통을 안겨줄 것이다.

격투기 선수들이 왜 죽을힘을 다해 가드를 올리는지 짐작할 수 있다. 아울러 턱이 우리 몸에서 얼마나 중요하고, 어떤 영향력을 지니고 있는지도 확인했을 것이다. 턱은 기분 좋게 한 턱 쏴 줄 수 있는 곳이기도 하지만, 조금만 비위를 상하게 하면 언제 깨질지 모를 유리턱을 만들어버린다. 그렇게 되면 당신은 평생 턱을 모시고 살아야 할지도 모른다.

21세기 의학의 화두,
"문제는 턱이다"

얼마 전 차를 몰고 가다가 광고 문구를 보게 되었다. 사람들의 왕래가 많은 역 근처였는데, 턱관절 치료가 전문이라는 병원의 광고판이 눈에 확 들어왔다.

'TMJ 전문 병원. 10년 노하우의 OO치과.'

뭐 눈에는 뭐만 보인다고, 턱만 바라보고 사는 나 같은 사람에게는 이런 광고만 보이는가 보다. 갓길에 차를 세운 다음 광고판을 살펴보는데 참 기분이 묘했다. 불과 몇 년 전만 하더라도 턱관절 장애란 말을 이해하는 일반인들은 거의 없었다. 의료계에서도 턱관절을 치료하면 그 치료 효과는 턱관절 주변 일부에만 국한되는 효과를 얻을 것이란 의견이 지배적이었다. 그런데 지금 내 눈앞에는 '만성 부인병, 두통, 불면증, 만성 통증, 얼굴비대칭 치료'라는 광고가 나올 정도가 됐다. 이제 인터넷 검색을 하면 TMJ(Temporo-Mandibular Joint: 턱관절이란 뜻. 영어의 앞 글자를 줄여 쓴 것인데 요즘은 턱관절이란 말보다 TMJ란 말이 더 많이 쓰인다)와 TMD(Temporo-Mandibular Joint Disorder: 턱관절 장애란 뜻)의 차이를 설명하면서 TMJ 전문병원이 화면 하나 가득 주르륵 뜬다. TMJ는 생소하겠지만, 앞으로 자주 듣게 될 단어이다.

턱관절에 대한 언론매체의 보도가 간헐적이지만 계속되고 있고, 턱관절을 치료하는 병원들도 우후죽순 격으로 늘어나고 있다. 그 성과와 질은 논외로 친다 하더라도, 외형적으론 늘어나는 게 사실이다. 그리고 이들이 쏟아내는 광고와 언론 노출 등으로 인해 턱관절에 대한 일반인들의 인식도 많이 달라지고 있다는 걸 피부로 느끼고 있다.

이 정도면 턱관절 치료는 변방의 학문에서 벗어나 주류학계의 인정을 받는 게 아닐까? 그러나 내 기준으로는 아직도 변방의 학문이다. 굳이 내 기준까지 들먹일 필요도 없다. 진료실을 찾는 환자들의 눈동자 속에 있는 '물음표(?)'는 아직도 사라지지 않고 있다. 왜 그런 걸까?

아직도 여전한 생소함의 문제일까? 하지만 예전에 비해서 턱관절에 대한 일반인들의 인식이 많이 달라졌다. 정보의 양 자체도 엄청나게 달라졌다. 그렇다면 결과의 문제일까? 물론 치료 결과에는 편차가 있고 사람 몸이 제각각 다 다른 것처럼 아직 균질한 결과를 장담하기에는 무리가 따른다. 일반인들의 시선에서 의구심이 깃들 수밖에 없는 이유. 그건 치료의 과정을 의학적으로 설명할 수 없기 때문이다.

"턱관절을 치료하면 온갖 만성질환을 다 고칠 수 있습니다."

"턱관절을 통해 부인병과 온갖 통증들을 치료할 수 있습니다."

"턱관절만 치료하면 무병장수할 수 있습니다."

예전 시골 5일장에서 약을 팔던 약장수들과 의사들의 차이점은 무엇일까? 간단하다. 치료를 한다면 그 결과가 '있고 없고'의 차이이다. 그러나 이 결과에는 한 가지 빼먹을 수 없는 중요한 담보가 필요하다. 바로 납득할 만한 논리적 과정이다. 이 논리적 과정이란 것은 바로 오차나 예외가 최소화되는 인체의 법칙에 대한 언어적 이해를 가리킨다. 남녀노소, 인종과 민족을 초월해서 인류라면 누구나 적용 가능한 설명체계. 이것이 바로 학문으로서의 의학의 힘이다.

흔히 맹장염으로 알고 있는 충수염을 예를 들어 설명해보겠다. 충수염을 자세히 살펴보자.

정의: 맹장 끝에 6~9cm 길이로 달린 충수돌기에 염증이 발생하는 것.

발병원인: 아직까지 정확한 원인이 밝혀진 건 아니지만, 대부분 충수돌기 개구부가 폐쇄되면서 시작되는 것으로 알려져 있다. 10대의 경우에는 점막하 림프소포(lymphoid follicle)가 지나치게 증식하여 폐쇄를 일으키는 경우가 많으며, 성인의 경우 대변이 딱딱하게 굳어 덩어리가 된 분석(fecalith)에 의해 폐쇄가 일어나는 경우가 많다.

증상: 충수염의 증상을 보면 95% 이상 복통이 발생한다. 이 외 식욕부진, 오심, 구토(80%)가 있으면서 국소적으로 복부 압통과 발열이 있다. 복통은 초기에는 상복부 통증이 모호하게 있다가 점차 우측 하복부로 국한되어 통증이 발생한다.

진단: 충수염은 특징적인 임상 증상과 이학적 검사를 하는 것이 가장 중요하다. 혈액 검사와 복부 초음파 또는 복부 CT 등이 추가적으로 도움이 될 수도 있다.

치료: 수술에 의한 합병증보다는 방치되었을 때의 후유증이 훨씬 심각하므로 충수염이 의심될 때는 적극적인 수술과 같은 처치가 필요하다. 대부분의 경우에 충수돌기 절제수술을 시행한다.

'네이버 의료'에서 발췌

나열한 충수염의 정의, 원인, 증상에 관한 글은 한 포털사이트의 '질병·의료정보' 카테고리의 글 중에서 발췌한 것이다. 질병의 정의와 원인, 증상, 진단과 치료까지 일목요연하게 잘 나와 있다. 물론 원인 부분이 명확하게 밝혀진 건 아니지만 그래도 현대의학의 관점에선 오차범위 안의 이야기다. 환자들이 턱관절 치료에 대해 의구심의 눈빛을 보내는 이유는 바로 이 일목요연한 설명과 명확한 과정이 없기 때문이다.

결과는 있지만 그 메커니즘에 대한 설명이 없다. 이 때문에 많은 환자들과 일반인들 눈에는 의구심이 생길 수밖에 없는 것이다. 의구심은 자연스러운 현상이고 이로 인해 관심의 대상이 되기도 한다.

　턱관절 치료를 위해 치과의사 등 많은 의료인들이 뛰어들었지만 아직까지 그 메커니즘을 완벽하게 밝혀내지 못했다. 이러다 보니 턱관절 치료는 여전히 변방의 학문으로 인식되고 있는 실정이다. 턱관절을 치료하면 병은 낫는다는 증언과 결과는 있지만 그 메커니즘이 밝혀지지 않은 상태에서는 자칫 의료사기로 몰릴 수도 있다. 의료사기란 말이 극단적인 표현일 수도 있지만, 냉정하게 바라본다면 딱 부러지게 부정할 근거를 말하기도 어렵다.

　당신이 환자라면 다음과 같은 대화에서 신뢰를 얻을 수 있을까?

　"당신이 지금 앓고 있는 원인 모를 통증과 불면증, 수전증 등은 턱관절 장애입니다. 턱관절 치료를 잘 받으면 나을 수 있습니다."

　"정말인가요? 다른 병원에서는 원인이 없다고 했는데 정말 감사합니다. 그런데 턱관절 치료는 어떻게 받는 건가요? 수술 같은 건가요?"

　"수술이요? 아니요. 스플린트를 통한 턱관절 치료를 받으시면 됩니다."

　"그게 끝인가요?"

　"그게 끝인가요?"라는 질문은 일반 환자라면 의사에게 쉽게 던질 수 없는 질문일 게다. 스플린트 장착과 치료과정은 굉장히 섬세하고 정교한 작업이다. 고도의 집중력과 환자의 몸 상태에 맞춰 0.1mm 이하의 균형을 찾아가는 고민과 인내의 시간이 필요하다. 그러나 그 의미와 메커니즘을 모른다면 블록 쌓기 놀이와 다를 바가 없다. 턱관절 장애의 원인과 치료방법을 통합치의학의 관점으로 간략하게 정리하면 다음과 같다.

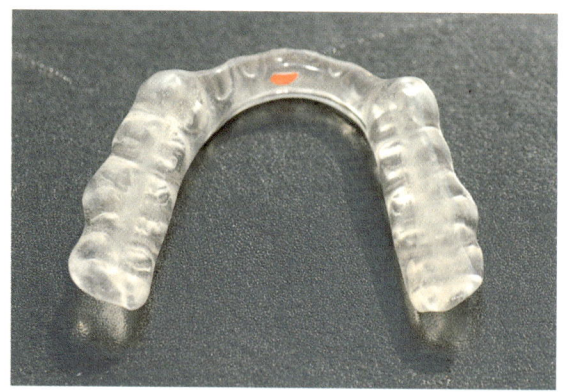

아큐파이저(Acupizer, '문치과 병원'의 스플린트)

스플린트(Splint) 치료
치아에 장착하는 방법으로, splint 장착을 통해 턱관절의 교정을 유도하는 방법

〈효과〉
1. 턱관절에 가해지는 부담을 줄여주게 되고 턱이 안정된 위치를 찾게 함
2. 턱관절을 해부학적으로 정상화시킴으로써 자연적으로 턱관절 장애로 인해 발생했던 증상들을 완화시켜주는 것
3. 단순히 턱을 제 위치로 교정하는 단순한 교정치료가 아니라 우리 몸을 완벽한 균형 상태로 돌아가도록 해주는 통합치의학적 개념의 치료
4. 턱관절을 최적의 위치로 교정하여 주위 조직들도 활동이 정상화되고, 몸의 전반적인 상태가 호전되도록 도와주는 치료

① 턱관절 장애는 몸 전체에 영향을 끼친다. 턱관절은 얼굴 안에 있는 심장이다. 턱은 깨어 있을 때나 잠잘 때에도 움직이거나 기능을 한다. 턱은 움직일 때마다 인체의 중심부위에 있는 여러 개의 근육을 움직이게 되는데, 이때에 근막을 통하여 인체의 머리에서 발끝까지 영향을 준다.

② 턱관절 장애의 원인은 여러 요인에 의해 턱의 균형이 어그러져 발생한다.

③ 턱관절 치료는 여러 요인에 의해 어그러진 턱의 균형을 정상으로 돌려놓는 방법으로 접근한다. 그러기 위해 장치(스플린트 등)를 사용하여 턱을 정상적인 상태로 교정하는 것이다.
④ 한 번 어긋난 턱관절을 정상위치로 되돌리기 위해서는 상당한 시간과 꾸준한 노력이 필요하다. 치아교정 치료를 통해 정상적인 치아형태로 돌아가는 데에 시간이 걸리듯 턱관절이 정상적인 위치와 정상적인 교합상태로 돌아가는 데에는 상당한 시간이 걸린다.

세상의 모든 원리에는 원인과 결과의 인과법칙이 작동한다. 원인이 있으니 결과가 있는 것이다. 턱관절 장애도 마찬가지다. 턱관절에 무리가 가는 악습관이나 유전적 요인 혹은 스트레스 등 여러 요인 때문에 턱관절의 균형이 어그러지게 되면 몸 전체의 균형이 무너지게 되고, 균형이 무너지면 병이 발생한다는 것이다.

이렇게 차근차근 올라가다 보면 병을 치료하기 위해서는 턱관절의 균형을 찾는 것이 치료의 선결과제란 결론에 이르게 된다. 그리고 그 치료를 위해서 턱의 균형을 찾아가는 치료가 실행되는 것이다. 그러나 이제까지의 턱관절 치료에서는 그 의미와 과정에 대한 과학적인 접근에 대한 설명과 해설에 미흡했다. 그 의미와 과정, 턱관절 치료의 메커니즘을 찾아내야지만 턱관절 치료는 비로소 환자들에게 인정을 받는 것이다.

양악수술을 할까,
턱관절 치료를 받을까

여름방학과 겨울방학 직전 포털 사이트의 인기검색어를 훑어보면 양악수술이라는 단어를 심심찮게 확인할 수 있다. 굳이 방학 전이 아니더라도 연예인 누구누구의 양악수술이라는 제목으로도 검색어가 뜨기도 한다.

상식선에서 보면 대한민국에서 턱과 관련된 의료행위 중 많이 알려진 것은 미용을 위한 양악수술이다. 방학이나 휴가 기간에는 수술실이 모자라 기다릴 정도로 사람들이 모인다. 대한민국에서 양악수술은 이미 하나의 트렌드로 자리 잡았다고 봐도 무방하다. 뭐니 해도 지금은 미용이 대세인 시대 아닌가. 의사들도 그만큼 열심이다.

대한민국의 의료인들 중에서 가장 열성적으로 기술 습득과 연구에 공을 들이는 이들은 아마도 성형관련 의사가 아닐까 싶다. 토요일 새벽 시간에 이루어지는 성형관련 학회 세미나를 가본 사람이라면 어째서 대한민국이 성형강국이며 기술이 가장 좋은 나라인지 확인할 수 있다. 환갑을 넘긴 의사들이 새로운 기술을 습득하기 위해 꼭두새벽부터 컨퍼런스에 참여해 기술을 배우는 모습은 존경의 차원을 넘어선 경외를 느끼게 할 정도다.

굳이 성형 열풍과 외모 중시 풍조에 대해 언급할 마음은 없다. 하지만 의료인의 한 사람으로서 양악수술과 같이 큰 수술을 너무 쉽게 결정하는 게 아닌가 하는 아쉬움이 들기는 한다. 참고삼아 말하자면 양악수술은 위턱인 상악(上顎)과 아래턱인 하악(下顎)의 뼈를 절단해서 두 개로 분리한 다음, 상악과 하악의 뼈를 이동시켜 정상 교합에 맞게 고정하는 수술이다. 다시 말해 위턱이나 아래턱이 심하게 돌출되거나 들어가서 균형이 안 맞을 경우, 좌우가 비대칭일 경우, 또는 교정을 통한 해결 범위를 벗어났을 경우 교정과 수술로 균형을 맞춰 심미적인 면과 기능적인 면을 개선하는 치료다. 그렇기 때문에 양악수술은 성형수술 중에서도 꽤 큰 수술인 것이다.

양악수술은 턱을 절단해서 새로 붙이는 방법이기 때문에 붓기와 통증이 수반되고, 심한 경우 1년 정도 회복기간이 필요한 경우도 있다. 또 턱관절의 위치 등의 근본적인 문제를 해결하는 것이 아니라 불균형한 상태에서 턱을 잘라내고 그 상태에서 다시 붙이기 때문에 턱관절의 위

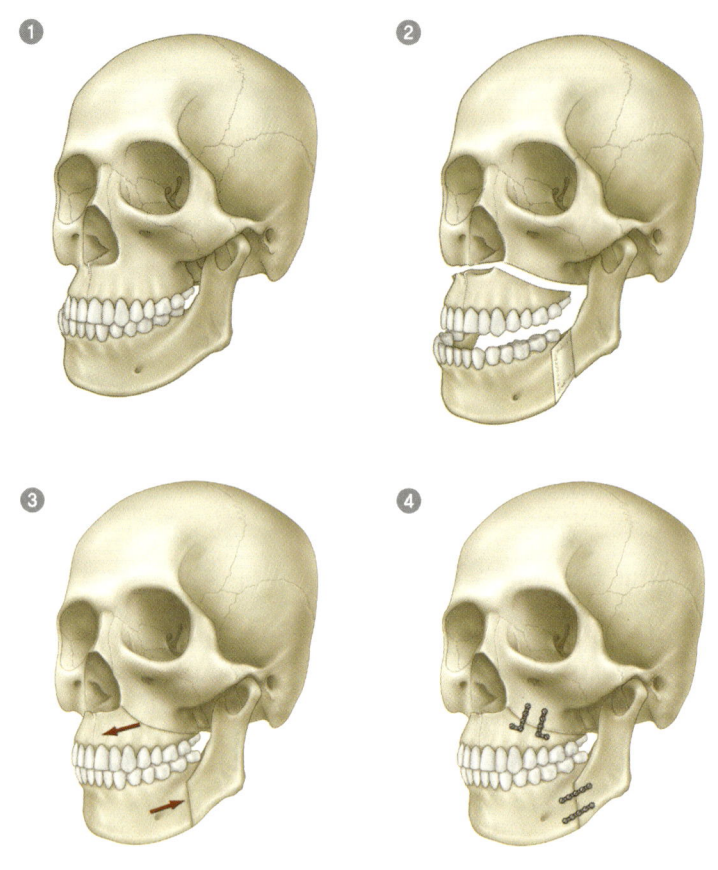

양악수술 과정

치 불균형으로 인한 문제가 수술 뒤에도 다시 나타날 수 있다. 특히 턱의 불균형으로 인해 전신적인 건강에 영향을 미쳤을 경우, 수술로써 심미적인 문제는 개선될 수 있어도 몸 전체의 건강이 개선되는 것은 아니다. 대부분의 양악수술은 물론 의학적으로 안전하지만 턱관절의 불균형 문제가 근본적으로 해결되지 않으면 우리의 생체가 최적의 건강상태를 유지하려는 자동조정 시스템(본래의 모습으로 돌아가려는 성질, 즉 우리 몸의 항상성恒常性, Homeostasis)을 유지하기 어렵게 된다. 균형이란 그만큼 중요한 것이다.

이에 비해 턱균형 치료는 스플린트(splint)라는 장치를 입 안에 착용해 불균형으로 인해 턱관절에 가해지는 부담을 줄어들게 하고, 균형을 맞추어서 턱을 안전한 위치로 유도한다. 단순히 턱을 제 위치로 가게끔 해주는 교정치료가 아니라 우리 몸의 균형을 찾아주는 통합치료라고 할 수 있다.

턱균형 치료는 내 몸에서 제일 안정된 위치로 턱을 유도하기 때문에 통증이나 부작용이 거의 없다. 결과적으로 기능적인 면과 심미적인 면을 함께 개선시켜서 신체 전체 건강의 균형을 이루게 한다. 요약하자면 큰 수술을 할 필요 없이 턱 교정만으로도 충분히 치료가 가능한 경우가 많다. 물론 아래턱이 심하게 나온 경우에는 수술이 필요할 수도 있다.

턱균형 치료는 단순히 미용적인 측면만을 고려해보자면 양악수술보다 시간이 조금 더 걸린다는 게 단점이라면 단점이다.

심미적인 부분만을 고려해 양악수술을 하는 것은 좀 더 신중하게 고려할 필요가 있다. 물론 개개인의 가치관에 따른 결정이겠지만, 그 가치관이 시류에 너무 흔들리는 게 아닌가 하는 노파심이 생기는 것은 어쩔 수 없다. 이런 나의 노파심에는 턱관절 장애 치료에 대한 아쉬움이 섞여 있다는 것을 부인할 수 없다. 2012년 현재 대한민국에서 턱과 관련해 일반인들에게 널리 알려진 치료는 앞에서 언급한 양악수술과 턱 균형 치료다. 하나는 미용과 밀접한 연관이 있고, 또 하나는 건강과 직결되어 있다.

상식적인 판단으로는 건강과 직결된 치료가 더 부각되어야 하는 것이 아닌가라는 생각을 하겠지만, 유감스럽게도 턱관절 치료에 대한 일반인들의 인식은 여전히 '물음표(?)'다. 턱관절을 연구하면서 일반인들의 시선 속에 자리 잡은 '물음(?)'의 진원지가 어딘지에 대한 고민을 진지하게 하게 됐다. 사실 그 진원지는 나도 알고, 이 책을 읽고 있는 독자들도 다 알고 있다. 바로 치료 원리에 대한 생소함이다.

우리는 무의식중에도 삶의 경험을 소중하게 생각하고 판단한다. 낯선 외국음식을 보면 손이 쉽게 가지 않고, 등산로를 따라가다가 길 아닌 곳으로 좀처럼 가지 못하는 이유는 익숙하게 경험한 것이 아니기 때문이다. 선택의 기회가 줄어들게 되어 생기는 현상이다. 즉 생소한 것은 선택 경쟁에서 불리하게 마련이다. 양악수술에 비하면 턱관절 장애 치료는 생소하다. 98% 대 2%라고나 할까. 그런데 이 2%가 희망이다. 이 2%가 서양과 동양을 잇고, 새로운 변화의 바람을 불러일으킬 수 있다고 나는 확신한다.

비대칭 치료를 통하여 심미적인 면과 건강적인 면이 개선이 되고 있는 사례

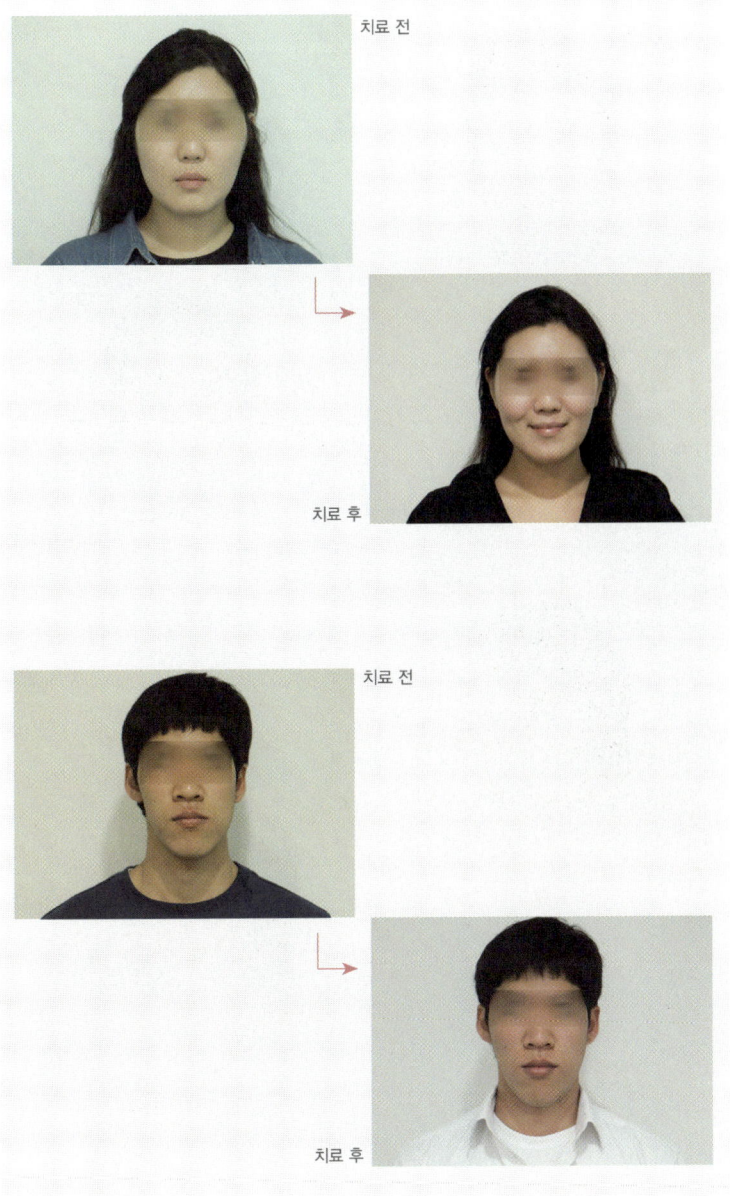

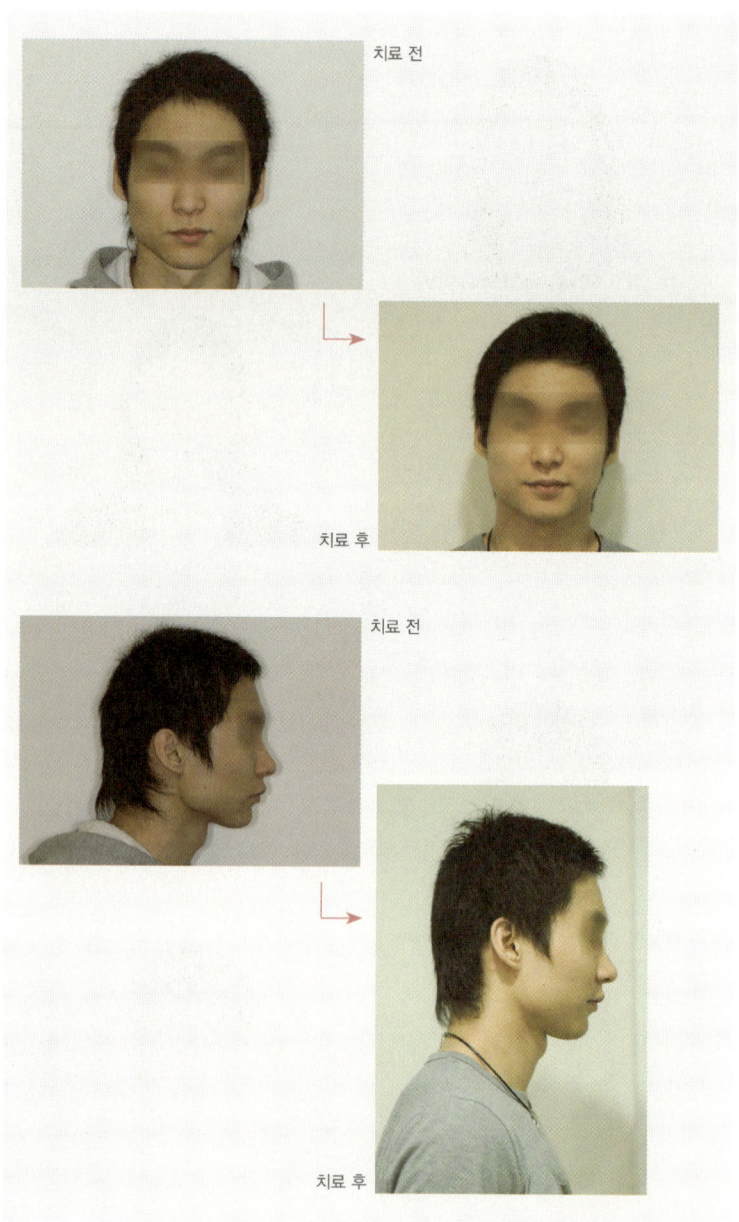

치료 전

치료 후

치료 전

치료 후

건강한 사람은 그럴 턱이 있습니다

당신의 턱을 의심하라!

2 장

턱관절 장애로 맺어진
의사와 환자의 인연

의사와 환자의 관계. 이건 참 규정하기가 애매모호한 경우가 많다. 가깝고도 먼 관계? 불가근불가원(不可近不可遠)이라고 해야 할까? 굳이 '히포크라테스 선서'를 언급하지 않더라도 의사와 환자 사이에는 일정 정도의 긴장이 유지되는 게 일반적이다. 더구나 요즘처럼 의사가 넘쳐나고 환자들은 입맛대로 병원과 의사를 선택할 수 있는 상황에서 의사는 기능인의 모습에 더 가까워지고 있다.

의사는 서비스업 종사자일까? 의료서비스를 환자에게 제공하는 입장이니까 그렇다고 할 수 있을 것이다. 그러나 의사는 인간의 생명과 건강을 책임진다. 필연적으로 환자와 감정적 교류가 섞여들 수밖에 없다.

그래서 하는 말인데 소통과 공감을 빼놓고는 달리 이 관계를 설명할 길이 없다.

턱관절 장애를 연구하고 환자들을 치료하면서 고민했던 것 중 하나가 바로 이 환자와의 관계이다. 턱관절 장애를 치료하는 의사라면 한 번쯤 고민을 했을 것이다.

환자와의 관계를 어떻게 설정해야 할까?

그렇다. 턱관절을 치료하다 보면 환자와의 관계가 평범한 의사와 환자의 관계와는 사뭇 다른 방향으로 전개되곤 한다. 보통의 관계라면 환자가 내원을 해서 진단을 하고 치료과정을 거친 다음 인연이 끝나곤 한다. 감정이 개입할 틈도 거의 없고, 설사 감정이 개입한다 하더라도 그 틈이 곧장 메워지곤 한다. 그런데 턱관절 장애 환자들은 좀 다르다.

일단 치료기간이 길다. 짧으면 3개월 길면 1년이 넘어가기가 예사다. 게다가 그 3개월의 시간 동안 진료의 질과 밀도가 상당히 깊다. 턱관절 장애환자가 찾아오면 처음 진단할 때 1~2시간 동안 상담한다. 환자의 현재 상태, 과거 병력에 대한 상세한 진단과 앞으로의 치료계획에 대한 설명까지 하면 2시간을 훌쩍 넘을 때도 있다. 여기에 환자 병증의 비하인드 스토리를 듣다 보면 시간이 어떻게 지나가는지 모른다.

병의 역사를 살펴보면 사람의 역사, 사람의 라이프스타일과 인생의 행로를 엿볼 수 있다. 아니 병 자체에 사람의 인생이 묻어 있다. 환자들은 너무도 당연하게 그 삶을 나에게 보여준다. 그리고 마음속에 담아 두었던 이야기들……. 거의 대부분이 딱딱하게 굳다 못해 결정화된 자신들의 응어리를 나에게 말한다. 이 원인 모를 통증 때문에 어떤 고통을 겪었고, 이 때문에 어떤 기회를 날렸으며, 어떻게 삶이 무너졌는지를 담담하게 어떨 땐 격정적으로 혹은 유머러스하게 풀어낸다.

이런 이야기를 듣다 보면 의사와 환자의 관계를 떠나 인간적인 연민과 애정을 느낄 수밖에 없다. 층층이 쌓아올린 '문치과 병원'의 환자 진료 기록지를 펴보면 간략하게나마 환자들의 이력과 현재 어떤 삶을 누리고 있는지에 대한 코멘트가 붙어 있다. 그 코멘트들을 찬찬히 훑어 보다 보면 묘한 감정의 일렁임을 느낄 수 있다. 담임선생님이 학생들을 졸업시키고 난 뒤 예전 졸업앨범을 살펴보는 느낌이랄까?

의사와 환자와의 관계를 어떤 식으로 설정할지는 모르지만, 나에게 환자들은 환자 그 이상의 존재이다. 가족보다 더 많은 시간을 보내는 것이 턱관절 장애 환자들이기에 감정적 교류로만 따지자면 가족에 대한 사랑만큼이나 진한 그 무언가가 있다. 아내 얼굴을 하루 2시간 이상 뚫어지게 바라본 적은 없지만 턱관절 장애 환자의 경우는 하루 2시간 이상 보는 경우가 허다하다.

환자는 때때로 의사인 내 마음을 아리게 한다. 열 손가락 깨물어 안 아픈 손가락이 있을까만, 그중에서도 턱관절로 인해 고통을 호소하는 환자들은 내 가슴을 묵직하게 한다. 여러 병원에서 치료를 받았지만 호전되지 않아 몸과 마음이 지칠 대로 지쳐 포기했던 환자들이 마지막 희망이라 생각하며 나에게 내민 손이 처음에는 부담스럽고 무거웠다.

하지만 그런 부담들은 시간이 지나면서 점차 가벼워졌다. 치료를 진행하면 대부분 증상이 호전되는 것이다. 환자들의 모습이 자연스럽게 밝아진다. 이런 모습을 지켜보고 있으면 가슴이 벅차오르게 된다. 어찌 처음의 부담이 문제 되겠는가. 한번은 60대의 여성 환자가 내 손을 잡으며 눈물을 보였다. 다한증으로 모임에 제대로 참석할 수 없었던 그녀는 이제 외출을 꺼리지 않게 되었다는 것이다. 이렇게 나를 찾아온 환자는 대부분의 증상이 개인의 몸속의 병일뿐만 아니라 그들의 인생에도 커다란 영향을 끼치는 심각한 사례들이었다. 예를 들면 이제부터 이야기할 환자들이다.

대한민국 환자 넷 중 하나는 턱 환자!

:: **자율신경실조증, 해답은 턱관절에 있다!**(방광염_30대 여성)

이시은(가명) 씨는 30대의 초반의 젊은 여성이었다. 성격도 온순하고, 직장도 무난하게 다니는 보통 사람이었다. 딱히 내세울 건 없지만, 그래도 자신만을 사랑해주고 아껴주는 한 남자를 만나 결혼을 하게 되었다.

결혼생활은 순조로웠다. 남들이 보기에는 평범해 보일지 몰라도, 우리는 모두 각자의 인생에서 주인공이지 않은가? 그녀는 남편을 뒷바라지해주면서 앞으로의 삶을 생각했다. 팍팍한 세상살이. 더구나 서울 하늘 아래에서의 삶이란 언제나 쫓기듯이 흘러갈 수밖에 없었다. 이제 평범한 중산층을 꿈꾸는 건 사치가 되어버린 세상. 가정의 경제를 남편 혼자의 벌이로 감당한다는 건 엄두도 낼 수 없는 시절이 된 것이다. 이 젊은 주부는 행복한 가정을 위해 남편의 짐을 나누기로 결심했다.

"다시 직장을 다닐래요."

가정의 경제를 위해서도 그녀는 일을 하러 나가야 했다. 보다 나은 내일을 위해, 그리고 스스로의 발전을 위해 직업을 찾아 나섰다. 그러나 이때부터 그녀는 움츠러들 수밖에 없었다. 그녀에게는 병이 있었다.

병명은 자율신경실조증. 자율신경계에 이상이 있을 때 발생하는 병이었다. 병명조차 생소한 이 병은 자율신경계의 역할인 심혈관, 호흡, 소화, 비뇨기 및 생식기관의 기능에 영향을 끼치는 병이다. 그녀는 비뇨기 쪽에 문제가 심했다.

10분, 20분 단위로 화장실을 가야 했다. 방광이 끊임없이 신호를 보내왔다. 자연스럽게 구직활동에 문제가 생길 수밖에 없었다. 결국 그녀는 그나마 시간 제약이 덜한 네일숍에 들어가게 됐다. 책상에 앉아 있는 사무직이나 영업직이 아니어서 일하기에도 큰 문제가 없을 것이라고 생각했다. 그러나 그건 그녀의 생각일 뿐이었다. 손님들의 손톱을 정리하는 와중에 수시로 찾아오는 요의를 조절하기 힘들었다. 그녀는 결국 10분, 20분 단위로 화장실을 들락거렸다.

"사회생활을 포기하란 소리 같아요."

그녀의 푸념은 곧 체념으로 바뀌었다. 어느 순간부터인가 하나 둘 몸에 달라붙기 시작하는 또 다른 통증과 병 앞에서 그녀는 약해지기 시작했다.

　사람이 몸이 아프면 만사가 다 귀찮아지고 짜증이 날 수밖에 없다. 옆에서 지켜보는 사람도 마찬가지이다. "긴 병에 효자 없다"란 말이 괜히 나온 말이겠는가? 하루 이틀이면 모르겠지만, 계속되는 그녀의 병치레로 주변사람들도 지쳐갔다. 사랑하고 아껴주는 남편과도 조금씩 흔들리게 되었다.

　인간관계는 더 암울했다. 처음 한두 번은 그녀의 사정을 이해하고 위로해주지만, 기본적으로 인간이란 생물은 이기적이지 않은가? 그녀의 상황을 이해해주던 마음이 어느 순간 부담으로 다가오면서 그녀를 바라보는 시선에서 온기가 빠져나가기 시작했다.

　이러한 상황이 반복되자 그녀는 점점 움츠러들게 됐다. 주변 사람들이 아무 생각 없이 던진 한 마디에도 예민하게 반응하게 됐고, 계속되는 스트레스에 그녀는 안에서부터 무너지게 됐다. 그런 어느 날 그녀가 나를 찾아왔다.

　"포기할까 했는데 마지막으로 한 번만 더 확인해보려고 왔습니다. 원장님, 없는 희망 만들어서 제가 괜한 꿈을 꾸게 해주진 마세요. 그냥 사실 그대로 말씀해주세요."

　처음 그녀의 모습에서 떠오른 단어들의 조합은 참 암울했다. 자포자기, 체념, 포기. 그중에서 가장 희망적인 단어를 찾아보면 '혹시나' 정도였을까? 이미 지병이 있고 그 뒤로 꼬리를 물고 이어지는 다른 병과 통증 앞에서 그녀는 완전히 무너져 있었다. 문진표에서 그녀가 체크한 병증 사항을 보면 가히 걸어 다니는 종합병원이라 부를 만했다. 체크를 안 한 부분보다 체크한 부분이 더 많았다.

상담을 통해 그녀가 꽤 많은 병원을 전전했다는 사실을 추가로 확인할 수 있었다. 턱관절 상태를 방사선 촬영을 통해 확인해봤는데 꽤 희망적이었다. 좌우 턱이 완전히 틀어져 있었지만 충분히 치료가 가능했다.

"치료 하시겠어요? 심각하긴 해도 치료 못할 상황은 아닙니다."

"사실인가요?"

"제가 거짓말할 이유가 있겠습니까? 돈 벌 목적이었다면 다른 환자 받는 게 병원 운영에는 훨씬 더 도움이 됩니다."

그렇게 그녀의 치료는 시작됐다. 성과는 한 달이 지나기 전에 나타나기 시작했다. 그녀가 입을 열기도 전에 점점 나아지고 있다는 걸 표정을 통해서 알 수 있었다.

"스플린트에 이물감이 없다면 밥 먹고, 양치하는 시간 외에는 새로운 지시가 있을 때까지는 계속 착용하셔야 합니다. 어때요? 이제 좀 적응이 되셨죠? 이제 이물감도 좀 덜해질 겁니다. 몸 상태는 어떠세요?"

"뭐, 나쁘진 않아요."

병원을 찾아올 때마다 그녀의 표정은 하루가 다르게 피어오르고 있었다. 물론 스플린트도 스플린트이지만, 그녀는 정신적으로도 의지가 강해 다른 환자에 비해 치료 효과가 높았다. 그녀의 표정이 바뀌는 걸 보면서 나 역시도 절로 흥겨워졌다. 그렇게 시간이 흘러갔고, 그녀는 만개한 꽃처럼 환한 미소를 지을 수 있게 됐다. 이제 조금만 더 노력하면 치료를 마무리 짓겠다고 생각하던 그때쯤 그녀는 더 이상 병원에 나타나지 않았다.

"이제 막 8부 능선을 넘었는데……, 조금만 더 하면 될 텐데……."

아쉬운 생각이 진하게 배어 나왔지만 어쩌겠는가? 턱관절 장애 치료를 하다 보면 다반사로 겪는 일이지 않는가? 다 잊고 다른 환자에게 집중했다. 그렇게 반년 정도 시간이 흘렀다. 그녀에 대한 기억이 흐릿하게 지워질 때쯤 묘령의 여인이 진료실 문을 열고 찾아왔다.

"안녕하세요, 선생님? 그동안 잘 지내셨죠?"

"예…… 예?"

누구지? 차트를 확인해보니 그때 그 여인이었지만, 그녀가 아니었다. 동명이인인가? 그녀의 얼굴과 차트를 번갈아 바라보았다. 답이 안 나왔다. 내 머릿속에 남아 있는 그녀의 잔상을 끄집어내리고 애썼지만, 지금 내 앞에 있는 묘령의 여인과는 도저히 연결이 되지 않았다. 내 기억의 오류가 아니면 그녀가 인위적으로 얼굴 형태를 바꾼 게 아닐까란 생각까지 했다.

"이사하는 바람에 치료 받으러 올 생각을 못했어요."

생긋 웃으며 풀어낸 그녀의 지난 이야기는 '인생 역전의 표본' 같았다. 턱관절 장애 치료를 통해 자신감이 붙게 된 그녀는 이사와 함께 평소 꿈꿔왔던 일을 시작했다. 바로 웨딩 플래너였다. 예전 같으면 화장실 문제 때문에 손님과 장시간 이야기를 나누기도 힘든 상황이었는데, 몸 상태가 균형을 찾다보니 10분, 20분 단위로 요의를 느끼는 일도 사라졌다. 게다가 평소 까닭 모를 통증 때문에 죽을상을 하고 다녔는데 통증이 사라지니 인상이 자연스럽게 밝아졌고 사람들과 상대하는 일도 편하게 느껴졌다는 것이다. 덕분에 취직을 할 수 있었고, 지금은 적성에 맞는 일을 발견했다는 생각에 하루하루가 즐겁다는 것이 그녀가 쉴 틈 없이 풀어낸 지난 반년 세월의 요약본이었다.

"그런데, 왜 갑자기……?"

"치료를 마저 받으려고요."

장착한 스플린트가 현재 턱관절과 맞지 않은 것이다. 끊임없이 시간과 환자의 상태에 맞춰 조절을 해줘야 하는데, 그녀의 스플린트는 반년 전 상태 그대로였다. 아직 완치가 되지 않은 상태이기에 턱은 끊임없이 요동친다. 완치가 된 상태, 그러니까 완벽히 균형을 이룬 상태에서 스플린트를 빼야 하는데 그녀는 완치가 된 상태가 아니었다.

몸에 심상찮은 징조가 보이자 그녀는 지체 없이 병원을 찾은 것이다. 한 번 고통을 겪은 사람이라면 조금의 이상 징후에도 예민한 반응을 보이고, 치료하려고 한다. 일반적으로 허리 통증이나 디스크를 겪었던 환자들이 허리 근육을 강화하려고 하는 것과 같은 맥락이다.

이로부터 다시 그녀의 끝나지 않았던 치료가 시작되었다. 그리고 몇 달 후 그녀의 턱 상태를 확인하는 순간 내 머릿속에서는 이제껏 느껴보지 못한 성취감과 보람을 느꼈다. 그리고 그 성취감과 보람의 크기만큼 책임감과 사명감도 동시에 느꼈다. 나는 잃어버린 턱관절의 균형을 찾아주었는데, 그 사람은 인생의 균형을 스스로 찾은 셈이었다. 7년 전 턱관절 치료를 연구하겠다고 결심했던 내 결정에 대한 자부심을 느꼈던 순간이었다.

자율신경계는 의지와 관계없이 외부의 자극에 따라 자동적으로 조절되는 시스템으로 우리 몸 전체에 고루 분포되어 있고, 내부 장기와 직접 연관되어 있기 때문에 소화기, 비뇨기, 생식기 등에 영향을 미친다. 자율신경계는 몸 안의 모든 기능을 교감과 부교감신경(비유하면 양과 음, 낮과 밤, 남과 녀, 자동차의 액셀러레이터와 브레이크라고 할 수 있다)이 유기적으로 조절하여 인체의 항상성(恒常性) 유지에 필요한 세밀한 내적 조절 기능을 수행한다. 이러한 자율신경계의 조절 작용이 제대로 이루어지지 않아 발생하는 증상을 '자율신경실조증'이라 한다. 자율신경 실조증은 다른 말로 신경성 질환이라고도 한다.

이러한 자율신경 실조증의 원인은 확실치 않지만 교감신경 또는 부교감 신경의 과도한 긴장이 중요한 원인이라고 생각되며, 체질이나 성격(내적)이 이상을 일으키거나 심리적, 사회적 스트레스 자극 등(외적)이 시상하부의 자율신경 중추를 흥분시켜 일어나는 것으로 추측할 수 있다.

이렇듯 자율신경 실조증은 스트레스가 주 원인으로 판단할 수 있다. 주로 정신과적인 치료를 병행해 약물치료를 하는데 그 효과는 한계가 있고 오히려 약물의 부작용으로 고생하는 경우가 있다. 이렇듯 자율신경과 관련된 질환들은 대부분 근본적인 치료가 없는 게 현실이다.

턱관절의 장애환자는 턱을 사용할 때마다 목뼈 1번과 2번의 비틀림을 유발하여 그 영향이 척추와 골반으로 이어져 자율신경계까지 영향을 준다. 또한 턱 주변 근육의 스트레스가 근막을 통하여 자율신경계에 직접적으로 영향을 주기도 한다. 이렇듯 자율신경에 관한 여러 가지 질환들은 턱관절의 균형을 회복시켜서 좋아지는 경우가 많다.

다시 말하자면 턱이라는 관문을 바로 잡으면 자율신경 관련 질환들을 효과적으로 치료할 수 있다. 그 치료의 메커니즘은 바로 '근막연결이론'이다. 이 이론은 처음에 직감과 가설에서 출발했지만, 세계적인 학술지에 논문이 실리면서 과학계에서 인정을 받게 됐다.(근막연결이론은 178쪽 참조)

:: **턱관절의 균형을 찾으면 시신경 질환도 치료된다**(시력저하_70대 여성)

이상은(가명) 할머니는 시력이 좋지 않았다. 가까이에 있는 사물 이외에 제대로 보이지 않아 병원을 찾아올 때에도 남편의 도움을 받았다. 그녀의 표정에는 수심이 가득했다. 대개 일흔을 넘긴 환자들은 젊은 환자들과 달리 어느 정도 자기 증상을 포기하거나 남은 삶에서 그러한 고통마저 감싸 안겠다는 듯한 얼굴빛을 보이게 마련인데, 이상은 할머니는 현재 앓고 있는 질병을 끌어안거나 포기할 수 없을 만큼 힘든 고통을 겪고 있었다.

"안 가본 병원이 없어요. 서울대학병원을 시작으로 일산병원도 가보고, 영등포 쪽에 눈을 잘 고친다는 병원도 찾아가봤어요. 하지만 검사받고 나면 의사선생님들 하는 말이 열이면 열 다 똑같아요. 못 고친다고.

할 수 있는 게 아무것도 없다고. 내가 얼마나 더 살지 모르지만 죽을 때까지 어둠 속에서 살아야 한다는 걸 생각하면……."

혈관이 머리 쪽이 아니라 눈 쪽에서 터져서 시신경이 마비가 되었다고 한다. 그런 충격도 가시지 않았는데 오른쪽 눈도 시력이 점차 나빠지기 시작했다. 그래도 유일하게 희망이 있는 오른쪽 눈을 살리기 위해 유명하다는 안과 병원을 찾아다녔다. 하지만 오른쪽 눈도 백내장 증상이 있어 수술해도 큰 효과를 기대할 수 없는 상황이라 딱히 손을 쓸 방법이 없었다. 출구가 없는 터널로 빨려 들어가는 두려움을 느꼈다고 한다.

절망은 그녀의 육체만을 지배한 것이 아니었다. 눈이 제대로 보이지 않으면서 주변사람들과의 관계도 나빠지는 시력만큼이나 악화되었다. 그녀는 신실한 기독교 신자였다. 권사 역할을 하면서도 성가대 활동에도 열성적이었고, 교우들도 그녀를 좋아했다. 하지만 언제부턴가 그녀는 교회에서 오랫동안 알고 지낸 교우에게 인사를 건네기는커녕 누가 누구인지 알아보지 못했고 가만히 서 있는 사람을 툭툭 치고 지나가기 일쑤였다. 성가대활동도 뜸해졌다. 사람들이 뒤에서 수군거리기 시작했다. 한참 후에야 사람들이 자신을 어떻게 생각하는지 깨닫고 그녀는 더 힘들어졌다.

교회를 나가는 게 망설여졌고, 사람들과 마주하는 것에 자신이 없어졌다. 마음이 점점 메말라가면서 고립되어가는 듯한 고통을 느꼈다. 도무지 무엇을 어떻게 해야 할지 엄두가 나지 않았다. 육체에서 비롯된 고통은 대인기피증과 우울증을 불렀다.

일상생활에서도 몸을 움직일 때마다 난관에 부딪혔다. 신호등 색깔을 구별하지 못해 사람들의 발걸음에 의지해 건너야 했고, 핸드폰의 버튼조차 보이지 않아 걸려오는 전화만 받을 수 있었다. 할머니의 소소한 즐거움 중 하나는 성경책을 읽는 것이었다. 하지만 나빠지는 시력 탓에 이 즐거움마저 누릴 수가 없게 됐다. 돋보기를 쓰면 글자가 보이기는 했지만, 뒷골이 당기고 빙빙 도는 느낌이 들어 오래 착용할 수도 없었다.

집 밖을 나와서 겪게 되는 무수한 어려움 중에 가장 난처한 것은 버스의 번호를 식별할 수 없다는 것이었다. 평소에도 정류장에 막 도착했을 때 문을 닫고 출발하는 버스가 야속했는데, 눈이 나빠지고 나서는 정류장에서 기다리고 있어도 타야 할 버스를 제때 타지 못한 적이 말도 못한다고 했다.

"마지막이라고 생각하고 찾아왔어요. 그동안 병원도 다닐 만큼 다녔고. 안과는 더 이상 가볼 곳이 없어요. 안과에서 치료할 수 없다면 혹시 여기서 치료할 수 있지 않을까 생각하고 왔어요. 원장님, 예전만큼 보이지 않아도 좋아요. 그저 남한테 도움 받지 않고 내 할 일을 내 손으로 할 수 있을 정도만, 돋보기 써도 골이 당기지 않을 정도면 좋겠어요. 제발, 그렇게 고쳐주세요."

환자에게 치료를 시작하기 전에 항상 다짐하는 것이긴 하지만, 특히 이상은 할머니를 대할 때 내 마음자세는 다를 수밖에 없었다. 턱관절이 균형을 잃게 되면 눈에도 영향을 미칠 수 있다는 설명을 했다. 할머니는 지푸라기라도 잡는 심정으로 스플린트 치료를 성실히 받았다. 처음에는 일주일에 한 번씩 턱관절 상태를 체크하면서 증상을 지켜보았다. 연세가 있었지만, 할머니는 치료에 적극적으로 임했다. 그 모습에서 절실함이 묻어났다. 그 절실함이 작은 기적을 일으킨 것일까?

할머니는 다른 환자보다 빠른 속도로 호전되었다. 오른쪽 눈이 조금씩 호전되더니 사물이 두 개로 보이는 증상이 사라지면서 일상에서 겪었던 불편을 하나씩 해결해나갔다. 신호등 색깔도 구별할 수 있게 되었고, 버스 번호도 인식할 수 있게 되었다. 돋보기를 착용하면 예전처럼 머리가 빙빙 도는 증상 없이 어느 정도 볼 수 있게 되었다. 돋보기 없이도 성경책의 페이지 번호를 볼 수 있을 정도가 되었다. 악화된 시력 탓에 항상 남편의 부축을 받고 병원을 찾아왔는데, 어느 날부턴가 혼자 오기 시작했다.

"선생님, 그걸(스플린트) 끼고 나서 확실히 알게 됐어요. 예전엔 내가 생각조차 못했는데, 턱이 많이 삐뚤어져 있었다는 게 확 느껴지더라고요. 참 고맙습니다. 앞이 안 보이는 고통, 아무리 말해도 이해 못하실 거예요. 행동 하나하나 할 때마다 얼마나 불안하고 두려운지 몰라요. 몸이 아프니까 마음의 문도 닫히더라고요. 그런데 이젠 아니에요. 앞이 보이니까 다시 마음도 열리네요. 내 눈앞에 보이는 사람들이 이렇게 예뻤나 싶어요."

의사들은 이런 순간 때문에 진료를 하는 것이다. 앞을 못 볼지도 모르는 두려움을 걷어내고 기뻐하는 환자의 모습을 보며 의사가 느끼는 희열은 어느 누구도 쉽게 이해할 수 없을 것이다.

"몸이 천 냥이면 눈이 구백 냥"이라는 옛말이 있다. 인체에서 눈이 중요하다는 것을 나타내는 말이다. 눈은 전신질환의 척도라고 할 정도로 오장 육부의 여러 장기와 연관돼 있다. 『동의보감』에서는 오장육부의 정기가 다 위로 올라가 눈을 이루고 있다고 기술한다. 또한 턱관절이나 목뼈 등 구조적인 문제가 눈에 미치는 영향도 크다는 것이 밝혀지고 있다.

흔히 눈은 노화에 따라 누구나 예외 없이 약화되기 쉬운 곳이다. 증상은 눈이 침침해짐, 눈 피로와 충혈, 시력 저하, 밝은 빛에 눈부심, 눈물 과다 분비, 안구 건조증, 백내장 등이다. 의술이 발달해서 좋아지기도 하지만, 안과의 치료법으로도 한계가 있다고 한다.

턱관절 치료를 통해 위 증상 중 일정 부분은 호전이 가능하다. 특히 해부학·병리학적으로 이상이 없는데 눈이 건조, 충혈, 눈물의 과다분비, 눈 부심, 눈의 피로 등은 턱관절장애와 밀접한 연관성이 있다.

12개의 뇌신경의 중 1/2정도가 눈을 지배한다. 턱관절 질환이 있는 경우 턱

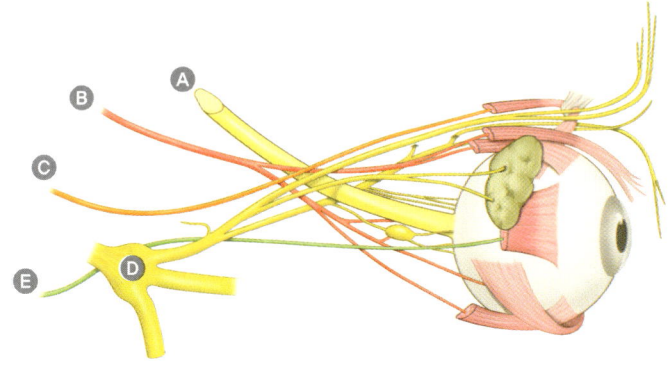

눈과 연관되어 있는 신경(Ⓐ 시신경 Ⓑ 동안신경 Ⓒ 활차신경 Ⓓ 삼차신경 Ⓔ 외전신경)

주변 근육이 긴장하게 되고, 이로 인해 눈을 지배하는 신경에 영향을 주게 되어 이상 증상이 나타나게 된다.

특히 턱관절이 안 좋아서 목빗근(sternocleidomastoid muscle)이 긴장하게 될 경우 눈에 영향을 주어 눈 뒤쪽에 통증이 생기거나 충혈 및 눈물이 나는 경우가 생긴다. 눈꺼풀이 처지고, 시야에도 장애가 생길 수 있다.

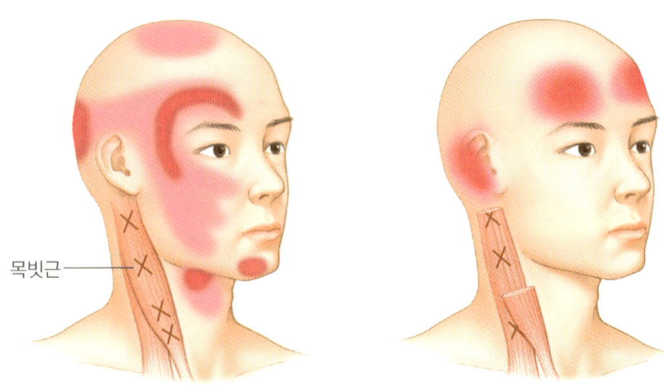

목빗근 긴장으로 인한 연관통 부위

그리고 눈의 혈액을 공급하는 동맥은 목뼈를 통해 올라가는데 턱관절이 틀어지면서 목뼈에 영향을 미쳐 혈액공급이 원활하지 않게 되면서 눈의 이상 증상이 나타나게 된다.

:: 이를 악무는 버릇이 불러온 극심한 허리통증(허리 통증_50대 남성)

자그마한 중소기업을 운영하는 고천유(가명) 씨는 참을 수 없는 허리통증 때문에 병원을 찾아왔다. 젊은 시절부터 맡은 일을 성실하게 해온 덕에 그는 중소기업을 경영하는 대표가 될 수 있었다. 대표가 되고 나서도 그는 예전처럼 술도 잘 마시지 않고, 몸 관리도 철저했던 터라 자신을 괴롭히는 통증을 도무지 받아들일 수가 없었다. 다만 직장에서 하는 일이 몸을 움직이는 일이라 혹시 일할 때 허리에 무리가 간 것은 아닌지 염려됐지만, 아무리 생각해보아도 문제 될 것이 없었다. 젊은 시절부터 물건을 들거나 허리를 움직여야 할 때마다 각별하게 자세에 신경을 썼다.

신기하게도 낮에는 괜찮은데, 밤만 되면 허리에 통증이 나타났다. 잠을 자다가도 욱신거리는 허리 때문에 깨어나기 일쑤였고, 다시 잠들기가 어려웠다.

그는 정형외과를 찾아갔다. 극심한 통증에 너무 시달려 예사스러운 병이 아니라 직감하고, 병원에서 수술을 하자고 하면 당장이라도 입원을 할 작정이었다. 그러나 의사는 놀라운 사실을 전했다. 엑스레이와 MRI를 촬영해본 결과 증상이 그렇게 심한 편이 아니라는, 믿을 수 없는 진단을 듣게 되었다. 수술은 할 상태 아니고 물리치료 몇 번 받으면 된다는 것이었다. 너무도 어이가 없고, 혹시 오진이 아닐까 싶어 다른 정형외과를 찾았지만, 돌아오는 대답은 똑같았다. 밤마다 어김없이 통증이 찾아왔고, 해결책을 찾지 못한 그는 괴로움에 잠을 잘 수가 없었다.

그러던 그는 지인의 소개로 우리 병원을 찾아왔다. 나는 그가 자기도 모르게 허리에 무리를 주는 습관이나 버릇은 없는지 상담을 하고, 엑스레이를 촬영해보았다. 진단 결과 이가 심하게 마모되어 있었고, 턱관절 과두도 많이 마모되어 있었다. 이를 악무는 버릇 때문에 벌어진 일이었다. 이를 강하게 물다 보니 턱관절에 영향을 끼치게 되었고, 균형을 잃은 관절이 허리에 영향을 끼친 것이다. 진단에 대해 차근차근 설명을 했지만, 그는 정형외과 병원에서 들었던 결과만큼이나 내 이야기를 납득하지 못했다.

"원장님, 전 이를 악물지 않는데요?"

"환자 분의 구강을 살펴보니 이를 악무는 습관이 있는데요."

협점막에 나타난 치아 자국을 보여주었지만, 그는 자기는 이를 악물지 않는다고 재차 강조했다.

실제 이를 악무는 습관은 무의식중에 벌어지는 경우가 많다. 때문에 자기가 이를 악물고 있는 것을 인식하지 못하는 환자가 많다.

"낮에 생활하실 때 의식적으로 버릇이랑 자세를 체크해보세요. 분명 이를 물고 계실 겁니다."

나는 그에게 진단 결과를 강요하기보다 자신도 모르는 버릇을 의식해보라고 권유했다. 턱관절 치료는 환자의 의지가 중요하다. 또한 자기가 왜 치료를 받아야 하는지 받아들이고, 의사의 진단을 신뢰할 수 있어야 한다. 경우에 따라서는 오랜 시간이 걸릴 수도 있는데, 의심이 생긴다면 치료에 대한 효과는 기대만큼 나타나지 않을 수도 있다.

며칠이 되지 않아 그가 다시 찾아왔다.

"원장님, 맞아요! 제가 이를 악물고 있더라고요. 원장님 말씀 따라 의식해보니까 일할 때 이를 물고 있더라고요. 정말 몰랐습니다. 전 제가 그렇게 물고 있는지 몰랐어요. 어쨌든 죄송합니다. 솔직히 다 이해되는 건 아니지만 계속 이를 악물고 있으면 허리에도 힘을 많이 받을 것 같아요. 영향을 줄 수도 있겠네요."

    환자의 의지를 확인하고 나는 턱관절 프로그램을 시작했다. 그는 의지력 하나만큼은 정말 대단한 남자였다. 직장이 군포 시에 있었는데, 토요일에는 약속을 다 미루고 병원을 찾았다. 일을 할 때도 스플린트를 착용하고, 내가 일러준 운동법을 빼놓지 않고 하는 등 정해진 턱관절 프로그램을 소화해냈다. 아마 그 의지력이 한 가정의 가장이자 한 직장의 대표라는 자리에서 꿋꿋이 통증을 버티게 한 원동력인 것 같았다. 한편으론 저렇게 의지력이 강한 사람이 얼마나 힘들었으면 병원을 찾아왔을까 싶었다. 차츰 병세가 호전되어가자 그는 속내를 보이기 시작했다.

    "원장님, 지금에서야 말씀드리는 겁니다만, 허리는 아픈데 찾아가는 병원마다 별 문제는 없다고 하지, 얼마나 불안했는지 모릅니다. 자식 놈들 자리 잡기까지 뒷받침해줘야지, 회사도 꾸려나가긴 해야겠는데 허리는 아프지 이러다 정말 저한테 무슨 일이라도 나면……. 얼마나 걱정했는지 잠잘 때도 허리 아픈 꿈을 꾼 적도 있다니까요. 허허."

    무덤덤하게 이야기를 꺼냈지만, 여느 남자보다 아버지이자 남편으로서 책임감을 느끼고 성실히 살아온 그가 느낀 고통의 강도는 헛헛한 웃음 속에 배어 있는 것 같았다.

    턱관절 치료 후 그의 일상에는 많은 변화가 찾아왔다. 스플린트를 착용하고 누우면 편안함을 느끼고 깊은 잠에 빠져들 수 있었다. 신기하게도 치료를 예약한 시기가 되면 허리에 불편한 느낌이 들고, 병원을 찾아와 스플린트를 조절하고 나면 걱정스러웠던 통증이 사라진다고 했다.

턱관절은 강력하며 역동적으로 움직이는 양측성 관절이다. 턱의 균형이 무너지면 턱관절에 부착된 근육의 수축, 이완이 원활히 이뤄지지 못하게 되고 턱, 목, 어깨의 자세를 결정하는 머리와 상체의 136개의 전체 근육이 부조화를 유발하며 목뼈 1번, 2번의 위치 이상을 유발하게 된다.

목뼈와 허리뼈는 인체에서 같은 역 C자 커브 형태를 띠고 있어 목뼈가 안 좋을 경우 특히 허리뼈 4번, 5번도 영향을 받게 된다.

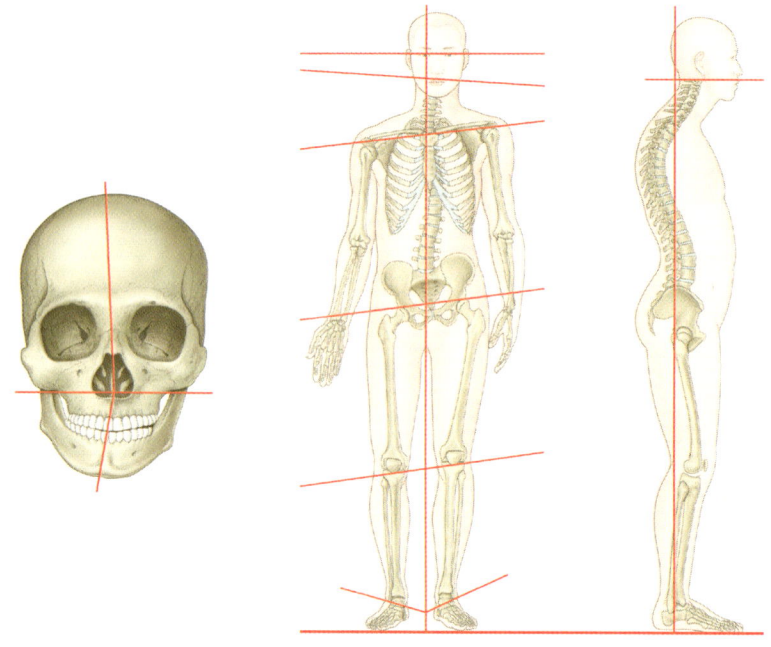

틀어진 턱이 몸의 균형에 미치는 영향

고천유 씨는 뼈나 디스크 이상이라기보다는 근육과 스트레스 때문에 통증이 일어난 것이다. 그는 이를 악 무는 습관이 심했다. 이를 악물 때 턱 주위 근육에서 발생한 스트레스가 허리 부분에 응축되어 있다가 통증으로 나타난 것이다. 보통 이를 악무는 습관이 심할 경우에는 정형외과에서 검사 소견으로는 크게 문제없다고 하는데 환자는 대개 심한 통증을 호소한다.

특히나 이를 악무는 습관으로 인한 허리통증은 턱관절 치료시 통증 해소가 즉각적으로 나타나는 경우가 많다.

고천유 씨는 턱관절 치료로 인해 악무는 습관이 없어지고, 균형을 유지할 수 있어 허리통증이 완화되었다.

:: 원인 모를 두통에 걸렸다면 턱관절부터 의심하라(두통_30대 여성)

턱관절 환자는 예민하다. 하지만 주위 사람들이 그 고통을 이해해주는 경우는 드물다. 그도 그럴 것이 다른 병원에 가도 큰 문제는 없다고 하고, 특별한 외상이 눈에 보이는 것도 아니다. 환자가 아프다고 하면 처음에 관심을 보이긴 하지만, 호소가 계속되면 주위 사람들은 환자의 고통에 무뎌지게 된다. 심지어 고통이 투정으로 보이기까지 한다. 그렇게 되면 환자와 주위 사람들 간의 갈등은 날이 갈수록 증폭된다.

박원경(가명) 씨는 다섯 살 딸을 둔 30대 여성이다. 남편, 딸과 함께 병원을 찾은 그녀는 얼굴에 핏기가 없고 눈이 붉게 충혈되어 있었다. 한눈에 봐도 신경이 날카롭고 예민하다는 것을 알 수 있었다. 그녀는 딸을

낳고 난 5년 전에 몸이 이상하다는 것을 발견했다. 턱을 움직일 때마다 모래 씹는 듯한 소리가 나더니 아팠다고 했다. 큰 병으로 악화되기 전에 치료하려는 생각에 치과를 찾아갔다. 하지만 치과에서는 심각한 상태가 아니고, 아이를 낳다 보니 몸에 무리가 간 듯한데 푹 쉬면 자연스레 호전될 것이라는 진단을 내렸다. 하지만 그 고통은 치아에 국한되지 않았고, 머리로 뻗어갔다. 그녀는 두통 때문에 잠을 잘 수 없었다. 하루 종일 바늘처럼 뾰족한 것이 뒷골을 쿡쿡 누르는 듯한 통증이 가시지 않았다.

컴퓨터로 작업을 많이 하는 사무직에 종사하고 있는 그녀는 원래 업무에도 신경을 많이 써야 했는데, 원인 모를 두통까지 달고 있다 보니 쉽게 피곤을 느끼게 되었다. 직장에서 겪는 문제는 업무 분담으로 정리를 할 수 있었지만, 집에서 식구들과 겪는 문제는 갈수록 상황이 악화되었다. 그녀는 스스로도 신경질을 잘 내고, 욱하는 감정을 조절하지 못했다는 걸 인정했다. 평상시에 쉽게 넘길 수 있는 남편의 말도 두통이 있을 때는 비수가 되어 마음속을 콕콕 찔렀다. 비단 남편뿐만이 아니었다. 처음에 원인 모를 두통을 걱정하던 친정어머니 또한 병원에서는 문제가 없다는데, 왜 이렇게 예민하고 참을성이 없느냐며 그녀를 타박하기도 했다. 아무것도 모르는 다섯 살배기 딸아이는 짜증을 잘 내는 엄마의 눈치를 보며 슬금슬금 피하기만 했다.

상담을 해보니 그녀는 평소 이를 악무는 버릇이 있었고, 잘 때 이를 갈았다. 특히 스트레스를 많이 받는 날이면 증상이 심했다. 문진표 결과를 살펴보니 2~3항목을 제외한 모든 항목에 해당되었다. 그녀는 턱관절 장애 환자였다. 주요 증상으로 매일같이 찾아오는 두통이 있고, 또 다른 증상으로는 왼쪽 턱에서 소리가 나는 것. 그리고 단단한 음식을 씹을 때 턱에 통증이 동반되고 증상이 심해지면서 왼쪽 귀에서 징징 소리가 난다고 했다.

"그동안 많이 힘드셨겠습니다. 몸도 몸이지만, 마음이 더 힘드셨겠는데요."

"네? 그걸……."

뚜렷하게 눈으로 보이지 않지만 진단 결과 그녀는 턱관절 환자에게서 나타나는 증상에 시달리고 있는 것이 분명했다. 자신이 겪는 증상을 짚어준 내 말에 놀란 표정을 하는 그녀가 오히려 나는 조금 의아했지만, 곧 이해할 수 있었다.

"원래 턱관절 증상은 눈으로 쉽게 보이는 게 아니어서 환자 혼자 감수하는 경우가 많습니다. 그러다 보니 힘들어해요. 혹시 자신이 정신적으로 문제가 있는 건 아닌가 생각하는 분들도 많아요."

내 말이 떨어지기가 무섭게 그녀는 흐느끼며 소리 없이 눈물을 흘렸다. 그러더니 그동안 마음에 담아두었던 괴로운 심정을 토해냈다.

"얼마나 서러웠는지 몰라요. 고립무원이란 말이 이런 건가 싶었어요. 정말 얼마나, 얼마나 아팠는지 몰라요. 하지만 알아주는 사람은 하나도 없고……. 저도 노력한다고 하는데, 감정 조절이 안 되더라고요. 특히 딸아이한테 나쁜 영향을 끼치지 않을까, 그 생각만 하면 잠이 확 달아났어요. 엄마 역할이 중요한 건데…… 정도 많이 주고, 사랑도 많이 받는 아이로 키우고 싶었는데……. 정말 내가 문제인가보다 하고, 혼자 정신병원이라도 찾아가볼까 고민하고 있었어요."

턱관절 환자들이 예민하다는 건 잘 알고 있었지만, 그녀의 고충이 이렇게 큰 줄은 몰랐다. 그리고 내가 건넨 말 한 마디가 이렇게 위로가 될 줄은 몰랐다. 당황한 건 나뿐만이 아니었다. 곁에 있던 남편은 아내가 이 정도로 고생하고 있는 줄 몰랐다며 놀란 입을 다물지 못했고, 고개를 숙여 아내의 손을 잡아주었다.

진단 이후 그녀는 가족의 전폭적인 지지를 받으며 치료에 임했다. 마침 업무에도 여유가 생겨 회사에 휴직계를 제출하고 적극적으로 치료를 받았다. 3개월이 경과할 때쯤 두통이 사라지고, 입을 움직일 때 더 이상 턱에서 소리가 나지 않았다. 턱을 괴롭히던 통증은 약간 묵직한 느낌으로 남았고, 귀에서 징징거리던 소리도 없어졌다.

그녀는 스스로 느끼기에도 예전보다 더 활기가 넘치고 인내심도 많아졌다. 긍정적이고 가벼운 농담에도 자신이 활짝 웃고 있다는 걸 인식하고 깜짝 놀라기도 한다. 주위 사람들 또한 바뀌었다. 그녀를 바라보고, 대하는 태도도 달라졌다. 특히 가족과의 관계가 예전의 모습은 도저히 찾아볼 수 없을 만큼 달라졌다. 그 누구보다도 딸과의 관계가 돈독해진 것은 가장 큰 기쁨이다. 농담을 주고받고 간지러움을 태우며 장난을 하며 함께 웃을 때 행복하다는 느낌을 받는다.

턱관절을 치료하기 위해서는 환자와 의사 사이의 신뢰 못지않게 환자의 고통을 함께 나누고, 이해해줄 수 있는 주위 사람들의 자세가 필요하다. 병원에서 문제가 없다고 해도, 눈에 보이지 않는다고 해도 환자의 몸속에는 여전히 고통은 존재한다. 의학적으로 증명해내지 못하는 고통은 환자에게 크나큰 좌절과 절망을 안기기도 한다. 당연히 불안감이 엄습하고 신경은 예민해질 수밖에 없다. 이때 무엇보다 중요한 것이 가족의 관심이다. 그 관심은 몸뿐 아니라 마음과 정신까지 병들어가는 환자에게 희망을 심어준다.

원인 모를 두통에서 그녀를 자유로워지게 해준 것보다 마음의 병을 치유하고, 행복한 가정을 되찾아준 것에 무엇보다 행복했다. 내 개인적으로도 인상적인 환자였다.

> 머리가 아프다. 골치가 띵하다. 꽉 쪼여 맨 듯하다. 지끈지끈 아프다. 찌릿찌릿하다. 빠개지는 듯하다……. 두통의 전형적인 양상이다. 누구나 한 번쯤 겪어봤을 것이다. 보통 잠깐 지나가는 것이라 생각하고 "좀 있으면 괜찮아지겠지, 약 먹으면 괜찮아지겠지"라며 대수롭지 않게 넘어간다.
> 그러나 잘 낫지 않아 오랫동안 고생하는 사람도 주위에서 쉽게 발견할 수 있다. 심한 사람들은 늘 두통과 함께 같이 지내는데 차라리 죽고 싶다고 표현하기도 한다.
> 국제두통학회에서도 불치병이라고 정의를 내릴 만큼 원인도 정확하지 않고 다양하다. 일시적 진정효과가 있을 뿐 근본적으로 그 뿌리를 치료할 수 없는 질병이 바로 두통인 것이다.
> 두통은 원인이 뇌 속에 있는 두통과 뇌 속에 있지 않는 두통으로 나눠진다.

뇌 속에 있는 두통은 생명에 위협을 줄 수 있어 진단과 치료가 빨리 이루어져야 한다. 이 질병은 혈관종, 뇌종양, 뇌출혈 등이 원인이 된다. 원인이 뇌 속에 있지 않은 두통은 긴장성 두통, 편두통, 두 가지 복합형 두통이 있다. 이러한 두통들은 객관적 검사로 발견되지 않아 환자들은 고통을 받는다. 편두통은 혈관성 두통을 말하는데 한쪽으로만 아파서 흔히 편두통이라고 부른다. 하지만 보통 한쪽으로만 아픈 경우에는 진정한 편두통이라고 하기보다는 긴장성 두통인 경우도 많다.

두통에 관한 많은 연구 중에서 두통이 턱관절 장애와 관련된 흔한 증상이라

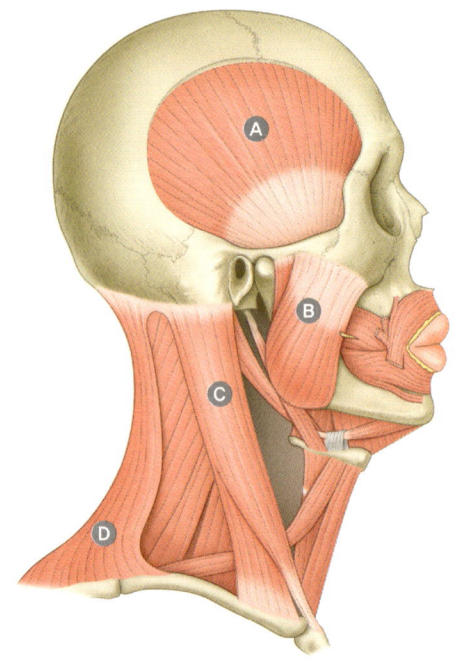

Ⓐ 관자근
Ⓑ 깨물근
Ⓒ 목빗근
Ⓓ 등세모근

목과 턱 주변의 근육

는 보고가 있다. 두통 중에는 긴장성 두통이 가장 많은데 이 긴장성 두통의 2/3가 턱관절 장애로 발병할 수 있다고 미국의 턱관절 대가인 겔브 박사(Dr. Gelb)는 주장한다. 턱관절 주변에는 복잡하고 정밀한 수많은 근육, 신경, 혈관, 림프, 신경절 등이 있으며 아래턱뼈 후방에 밀집되어 있다.

특히 긴장성 두통에 관여하는 근육은 목빗근(sternocleidomastoid m.), 등세모근(trapezius m.), 깨물근(masseter m.), 관자근(temporal m.), 머리 널판근(occipito-frontalis m.)등으로 턱관절과 밀접하게 관련된 근육이다.

턱관절이 불균형하면 머리의 위치가 전, 후, 좌, 우 변하게 되고 그 머리의 무게를 받치기 위해 목뼈의 근육들이 더 많은 힘을 쓰게 된다. 최대 3배의 힘을 쓰게 되기도 하는데, 이렇게 되면 근육이 긴장하게 되고 이로 인해 신경과 혈류 순환에 장애가 초래해 두통을 유발하게 된다.

:: 편도선염 걸렸다면 수술할 생각 말고 턱관절을 고쳐라(편도선염_20대 여성)

한겨울, 병원에 찾아왔던 김미래(가명) 씨. 그녀는 편도선염으로 심한 통증을 겪고 있었다. 늘 감기를 달고 사는데, 편도가 심하게 부으면 음식을 삼키기 힘들고 의욕이 없어 학업에도 지장이 많을 정도로 힘들었다. 최후의 선택으로 편도선 절제술을 예약했지만, 겁이 많은 그녀는 전신 마취가 두려워 수술을 주저하고 있었다.

사실 김미래 씨는 원래 내가 담당한 환자가 아니었다. 그녀의 어머니와 아버지가 나에게 턱관절을 치료받고 있었다. 치료를 시작하고 어느 정도 차도를 느낀 어머니가 하루는 나에게 조심스럽게 물었다.

"저어, 원장님. 혹시 편도선 붓는 것도 턱관절하고 관련이 있나요?"

"편도요? 음…… 네, 그럴 수 있죠."

"제 딸아이가 편도선수술을 받기로 하고, 날짜까지 받아놓았는데 전신 마취 한다는 말에 주저하고 있어요. 저도 전신 마취라는 게 좀 꺼림칙하기도 하고요. 정말 수술을 해야 하는 건지…… 한번 봐주시겠어요?"

"네, 내원하시면 자세히 살펴보고 수술 여부는 그때 가서 판단해보겠습니다."

첫 만남에서 그녀는 유난히 말수가 적었다. 원래가 성격이 내성적인 줄 알았다. 곁에서 어머니가 증상을 설명하는데, 조용히 듣기만 했다. 편도선이 자주 붓는 것도 문제지만, 평소에도 자주 피곤을 느낀다고 했다. 고통이 얼마나 심했는지 그녀는 20대 초반 정도 된 듯했지만, 행동거지는 나이에 비해 성숙해 보였다.

진단을 해보니 그녀는 턱관절 장애가 있었다. 이를 악무는 습관이 있었고, 코로 호흡하기보다 입으로 호흡하는 것이 문제였다. 입으로 숨을 쉬게 되면 입 안이 건조해지고 세균의 감염 확률이 높아져서 편도에 안 좋은 영향을 미치게 된다. 이런 습관이 편도선염에 한몫을 한 것으로 짐작이 되었다.

나는 턱관절 치료를 권유했다. 하지만 처음 들어보는 치료에 대해 그녀는 반신반의했다. 내 설명을 쉽게 받아들이지 못했지만, 편도선 절제술을 하지 않을 수도 있다는 생각에 일단 치료를 받기로 했다.

턱관절 치료를 시작하면서 평소 이를 악무는 습관을 개선해나갔다. 나는 치료할 때 코로 호흡하는 것을 강조했다. 지금까지 그래왔던 것처럼 무의식중에 입으로 호흡할 때가 많을 텐데 의식적으로 그러한 버릇을 고쳐야 한다고 이야기했다.

점차 턱에 힘이 덜 들어가고, 목의 통증과 붓기가 잦아들었다. 그리고 더 이상 수술을 받을 필요도 없어졌다. 변화를 눈으로 확인할 수 있었던 것은 그녀의 얼굴이었다. 비대칭이던 얼굴이 대칭을 이루면서 이목구비와 조화를 이루며 예전보다 훨씬 또렷해졌다. 그러고 보니 예전에는 편도선 때문인지 그녀의 얼굴에는 항상 붓기가 있었던 것 같았다.

나는 그녀 또한 변화를 느끼고 있는지 궁금증이 일어 물었다.

"김미래 님, 얼굴이 많이 좋아졌다는 거 느끼시나요?"

"네, 원장님. 사실 저 친구들한테 성형수술 받았냐는 말 많이 들어요. 제가 원래 영상통화를 자주 하는 편인데, 애들이 제 얼굴 보고 눈 밑에 애교살 넣었냐, 턱 깎았냐 하면서 굉장히 신기해해요."

내성적인 줄로만 알았던 그녀는 말도 잘하고 얼굴 표정도 풍부했다. 예전에는 말을 하게 되면 침을 삼키게 되는데, 그때마다 목이 따끔따끔해서 말하고 싶지 않았던 것이었다.

"생각해보니까 원장님께 치료받은 건 일석오조의 효과가 있었더라고요. 편도선 수술 안 해도 됐고, 그래도 편도선이 나았고, 턱 균형 맞춰서 좋고, 얼굴도 예뻐졌고, 자신감도 얻었거든요. 하하."

그녀는 나이에 맞게 말수도 많고, 활달한 모습을 되찾았다.

편도는 입 속의 인두점막 안에서 발달한 면역세포의 집합체를 말한다. 툭하면 붓거나 통증을 유발시켜 흔히 애물단지로 불리는데, 편도선은 실제로 일종의 면역기관 구실을 담당하고 있다.

흔히 편도선은 체내 기관 중 중요한 기능을 수행하지 않는다고 생각하는 사람들이 많다. 편도절제술 역시 쉽게 생각한다. 편도는 목젖 양쪽에 위치하는 기관으로 편도조직에는 수많은 림프구가 밀집되어 있다. 림프구는 세균이 기관지로 진입하지 못하도록 1차적인 차단과 방어 기능을 수행한다. 이처럼 편도선은 인체 면역 기능에 중요한 역할을 담당한다.

편도선염은 편도가 자주 붓는 현상이다. 더 심해지면 기관지나 폐 부위에도 증상이 나타난다. 편도절제술을 하면 목의 통증이나 이물감 증상은 호전될 수 있지만 방어능력을 가진 림프구 수가 줄어 면역력이 상대적으로 약해지게 된다. 그리고 이미 편도에 염증이 누적되어 있는 상태이기 때문에 수술 후에도 염증으로 인해 악순환이 반복할 수도 있다.

스플린트로 턱관절 치료를 하게 되면 일차적으로는 코로 숨 쉬는 것이 원활해서 세균에 덜 노출되고 목의 습도도 유지할 수 있게 된다. 자연히 편도의 방어 능력을 높일 수 있어 편도선염의 증상을 완화시킨다. 이차적으로는 교감신경과 부교감신경의 균형을 이룰 수 있게 도와준다. 이렇게 되면 편도선염의 주된 원인인 스트레스도 완화가 되고 면역력도 높아지게 된다.

특히 코로 호흡하면 목을 보호할 뿐 아니라 눈과 입 사이 근육이 발달되어 얼굴윤곽을 살리는 효과를 볼 수도 있다. 코로 숨을 쉬어야 건강해지고 예뻐진다.

:: 균형을 잃은 턱관절이 손을 떨게 하다(수전증_20대 남성)

턱관절에 문제가 있는 사람은 얼굴만 봐도 알 수 있다.

허필연(가명) 씨는 충치 치료를 위해 내원하던 환자였다. 곱상한 얼굴에 여드름이 가득한 청년이었다.

충치치료를 하면서도 나는 자꾸만 그의 여드름이 눈에 밟혔다. 내가 보기에 여드름은 턱의 불균형으로 비롯된 것이 분명했다. 치료를 하면서 그의 턱을 보니 이미 균형이 무너져 있는 상태였다. 충치치료가 마무리 단계에 접어들었을 때 나는 조심스럽게 물어보았다.

"필연 씨, 혹시 여드름에 신경 많이 쓰이나요?"

"네? 아, 네. 치료를 받기는 하는데, 그때뿐이네요. 신경이 쓰이면 치료받고……. 뭐 그렇게 반복하고 있어요. 근데 왜 물어보시는 거예요?"

"여드름은 턱이 균형을 이루지 못해서 생기는 경우가 많아요. 제가 필연 씨 충치 치료하면서 턱이 안 좋다는 걸 알게 됐어요. 여드름도 턱과 연관성이 많습니다."

생각보다 그는 내 설명을 귀 기울여 들었고, 부모님과 상의한 뒤 치료받기로 결정했다. 그는 여느 환자에 비해 말수도 적었다. 스플린트를 착용할 때의 느낌이나 불편한 점을 환자들은 구체적으로 이야기하기 마련인데, 그는 '괜찮다', '좀 불편하다' 등 간단하게 말할 뿐이었다.

몇 차례 진료를 하고 난 어느 날, 그가 의외의 질문을 던졌다.

"원장님, 수전증도 혹시 턱하고 관련이 있을 수 있나요?"

알고 보니 그는 어린 시절부터 수전증 증세를 겪고 있었다. 치료를 하기 위해 신경과를 찾아다녔지만 원인을 알 수 없다는 판정만 받았다. 어린 시절부터 짓궂은 개구쟁이 남자아이들이 있다. 남을 배려할 줄도 모르고, 이해의 폭이 좁아 친구들의 신체적인 약점을 잡으면 집요하게 물고 늘어지기도 하는데, 필연 씨의 수전증은 이들에게 좋은 먹잇감이 될 수도 있었다. 그는 자신의 손이 항상 떨리고 있다는 사실을 그 누구에게도 알리고 싶지 않았다. 사람을 피하게 됐고, 늘 조심하고 항상 주머니에 손을 넣었다. 자연스럽게 성격은 소극적으로 변해갔고, 쉽게 마음을 열지도 못했다. 수전증에서 비롯된 증상은 공황장애와 불안증으로 악화되었다. 그는 두통과 불면증도 자주 겪었다.

말을 듣고 보니 나는 그를 치료할 때 수전증을 겪고 있었다는 기미를 전혀 눈치 채지 못했다. 아마 어린 시절부터 수전증을 감추는 기술을 몸에 밴 듯했다. 순간 남들과 다른 그의 유년시절을 어렴풋이나마 상상해 볼 수 있었다. 보통 즐거운 추억으로 남아 있는 운동회와 수학여행 때 어린아이가 이겨내고, 감당해야 했을 상황들이 불현듯 떠올랐다.

매우 조심스러운 사안이었지만, 턱관절 장애와 수전증은 관련이 있다고 확신할 수 있었다. 턱 주변 근육의 스트레스가 근막을 통해 목과 손에 영향을 주어 신경을 자극하여 수전증을 불러온 것이다.

그 이후 치료를 할 때도 그는 별다른 말이 없었지만, 나는 차츰 그가 마음을 열고 있다는 것을 느낄 수 있었다. 그리고 두 눈으로 증상이 호전되고 있다는 것이 보였다. 앞에서도 이야기했다시피 턱관절을 치료하기 위해서는 보통 6개월 이상 시간이 걸린다. 그러다 보니 환자와 의사 사이에 소통과 믿음이 중요하다. 다행스럽게도 그는 6개월이란 시간을 잘 버텨주었다. 수전증은 점차 줄어들고 여드름이 전반적으로 없어지면서 곱상한 얼굴이 빛을 발하기 시작했다. 소극적이었던 성격도 차츰 적극적으로 변해갔고, 묻는 말에 간단하게 대답하지 않고, 감정을 표현하기도 했다.

"원장님, 사실 전 사람을 잘 못 믿어요. 믿고 치료 받는다고는 했지만, 제가 이런저런 병원에서 한두 번 치료받아본 것도 아니고, 이렇게 오래된 지병인데 고칠 수 있을까 생각했어요. 근데 이렇게 좋아질 줄은 몰랐어요. 정말 감사합니다."

수전증은 주로 사지나 손가락이 떨리지만 드물게 머리나 전신이 떨리는 경우도 있다. 이 증상은 운동성 질환으로 본태성(뚜렷한 원인이 없는 경우)과 파킨슨병 수전증으로 나눌 수 있다.

수전증은 꾸준히 증가하고 있어 이에 따른 많은 연구가 이루어지고 있는데, 최근에는 스트레스로 인해 교감신경 항진에 의해서 더 많이 발생되고 악화되고 있다는 입장이 대두되고 있다.

수전증은 약물치료, 수술치료 등이 있지만 완치가 어렵다. 턱관절 불균형이 심한 환자가 수전증을 동반할 경우에는 턱관절 균형을 치료하면 호전되는 경우가 많다. 스플린트가 근막연결이론에 의거하여 턱관절 근육을 이완시켜서 직접적으로 손의 근육의 긴장을 완화시킨다. 또한 목뼈에 나오는 신경의 눌림을 완화시키고 자율신경 균형을 향상시켜 떨리는 현상이 감소하게 된다.

:: 손 저림과 가려움증을 불러온 턱관절 장애(양손 저림과 가려움증_80대 여성)

최윤임(가명) 씨는 나이 지긋하신 스님이다. 원래 임플란트 시술을 받으려고 온 환자인데, 치아가 많이 닳아 있고, 위 치아와 아래 치아 사이에 공간이 좁아서 바로 임플란트를 수복하기가 어려운 상태였다. 치아가 닳으면서 교합이 낮아진 만큼 교합을 원위치로 높이고 틀어진 턱의 균형을 맞추기 위해 스플린트 치료와 임플란트 치료를 병행할 것을 권유했다. 걸음걸이도 불편해 보여 혹시 이 말고 아프거나 불편한 곳이 없느냐고 물었지만, 스님은 크게 아픈 곳은 없다고 대답했다.

치료를 받은 지 석 달쯤 됐을까? 스님은 무심코 자기가 앓고 있는 증상을 설명했다.

"사실 이도 이지만, 원장님한테 치료를 받으면 신기하게도 손이 덜 아파요."

"아니, 스님. 왜 처음부터 말씀해주시지 않으셨어요?"

"턱 아픈 거야 이하고 붙어 있으니까 그럴 수 있다고 해도, 손 아픈 거랑 무슨 상관이라고? 나이 먹으면 여기저기 아픈 게 정상인데 그러려니 해야지, 여기저기 아픈 거 다 이야기하면 뭐하누!"

솔직히 환자들의 이런 반응을 볼 때가 나는 가장 안타깝다. 의사의 입장에서는 보면 환자의 작은 불편이나 고통이 증상의 원인이나 치료의 해결책으로 보이는 경우가 있다. 특히 턱관절 환자의 경우 증상이 그야말로 천차만별이다. 미세한 턱관절의 불균형이 몸의 어디에서 어떤 증상으로 나타날지는 사람마다 다르다. 그렇기 때문에 환자의 작은 증상

하나하나를 아는 것이 중요한데 환자들이 자기가 생각하기에 연관성이 없다고 선을 그어버리면 의사는 치료하는 데 제한을 받게 된다.

이미 완고하게 선을 그으신, 나이 지긋한 스님에게 더 이상 권유할 수가 없어 그저 의사의 사명감으로 묵묵히 치료를 진행했다.

"원장님, 참 신기해요. 나 원래 가려움증을 30년 동안 앓고 있었어요. 근데 이제 덜 가렵네."

스님을 치료할수록 전혀 생각하지 못했던 돌발 발언을 듣게 되었다. 더 이상 묵과할 수 없어 스님에게 이것저것 따져 묻게 되었다.

알고 보니 스님의 주 증상은 바로 양손 저림과 온몸의 가려움증이었다. 특히 스님은 오래전부터 가려움증 때문에 고통을 겪고 있었다. 계절이 바뀔 때는 더 심해졌으며 심할 때는 피가 날 정도로 긁어도 가려움이 가시지 않았다. 특히 밤에 고통스러웠다고 한다. 그리고 불경을 공부할 때 온몸이 가려워 집중을 할 수가 없었다. 긁는 것이 습관이 되다 보니 신도들을 만날 때 자기도 모르게 긁었던 적이 있었는데, 그 때 민망함은 차마 표현할 수 없었다.

스님은 가려움증을 고치기 위해 전국 이곳저곳 안 가본 데가 없었다. 유명하다는 곳은 다 찾아다니며 어떡해서든 가려움의 고통에서 벗어나고 싶었다. 친척 중 한 명에게서 안동에 '피부 주사'가 유명하다는 말을 듣고 안동까지 내려가 주사를 맞기도 했다. 처음 주사를 맞을 때면 한두 달 정도 효과가 있었지만, 계속 맞으면 맞을수록 지속 기간이 줄어들었다. 엉덩이 주사를 맞았는데 주사가 독해서 그런지 다리에 점점 힘이 없어져갔다. 다리에 힘이 빠지면서 걸어가다 주저앉기를 몇 번씩 반복하고, 늘 넘어질까 노심초사했다. 스님이 병원을 찾을 때마다 걸음걸이가 불편한 이유가 있었다.

치료를 통해 스님의 양손 저림 현상은 자연스럽게 사라졌고, 가려움증도 많이 완화되었다. 더 이상 독한 주사를 맞을 일도 없었다. 다리에도 힘이 붙어 걷다가 주저앉는 일도 없어졌고, 몸의 균형도 되찾아 허리가 유연해져 넘어질지도 모른다는 불안감도 싹 사라졌다.

"가려움증도 가려움증이지만, 난 사실 내가 언제까지 걸을 수 있을까가 가장 걱정이었어요. 이렇게 사푼사푼하게 걷게 될 줄은 몰랐네. 원장님, 내가 이렇게 큰 선물을 받을 줄은 몰랐어요. 정말 고맙습니다."

목뼈의 구조가 무너지면 목뼈에서 나오는 척수신경이 압박을 받아 관련 부위에 증상이 나타날 수 있다. 특히 목뼈에서 어깨와 손을 지배하는 신경(C3~C8)이 나오는데, 이 신경이 압박받으면서 손 저림 증상이 나타날 수 있다. 특히 턱관절 장애가 심하면 목뼈가 역C자형에서 일자형으로 구조적으로 바뀌게 될 뿐만 아니라 턱을 움직일 때 사용하는 관련 근육의 스트레스가 직접적으로 손의 저림을 유발할 수 있다.

가려움증은 피부 질환의 하나인데 피부신경증이라고 하며 현재까지 원인은 확실히 밝혀지지 않았다.

가려움증은 주로 밤에 나타난다. 가려움증을 앓는 사람들은 주로 밤에 긁게 되어 잠을 설치게 되는 일이 종종 있었을 것이다.

가려움증은 체온 조절이 중요한데 보통 밤에는 부교감신경이 활성화되면서 열이 떨어진다. 이 활동이 원활해지지 않으면 열이 떨어지지 않게 되어 피부로 열이 몰린다. 피부는 더욱 건조해지면서 가려움증이 진행되게 된다. 이로

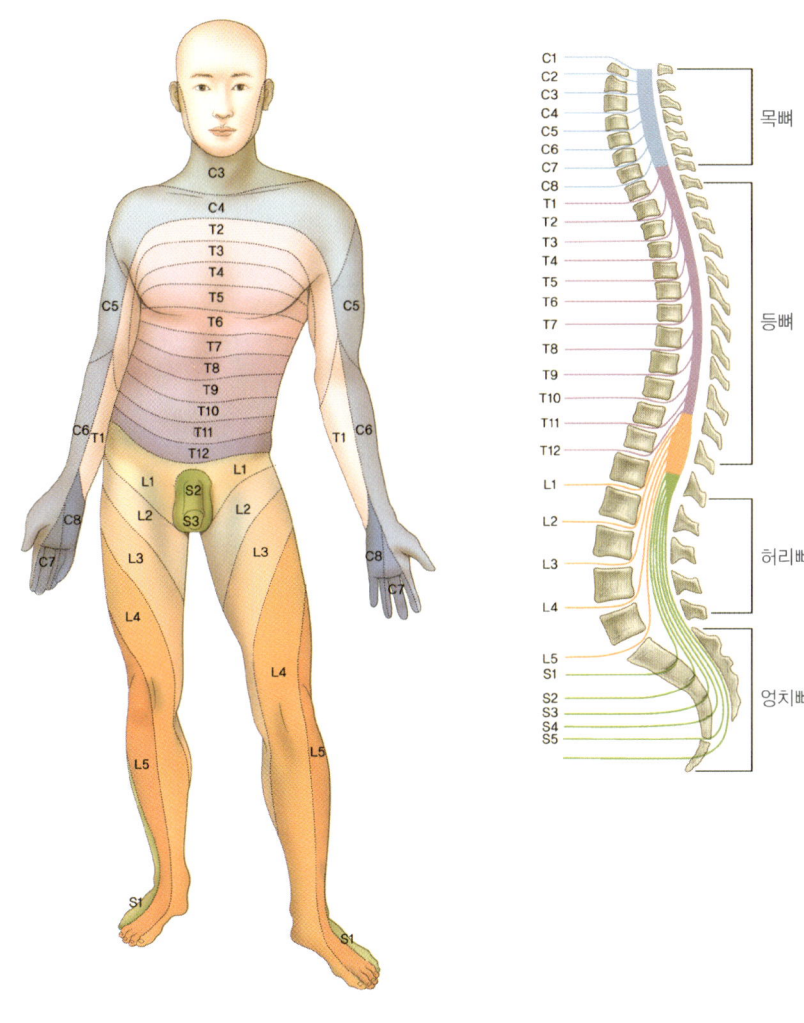

척수신경 분포도

인해 우리 몸은 휴식 상태로 돌아가지 못하고, 열은 높아져 수면장애도 동반하게 되는 것이다.

턱관절의 균형을 맞추다 보면 자연히 교감신경, 부교감 신경의 조절이 원활히 이루어지게 되어 가려움증이 완화되고 수면 장애 증상도 호전되게 된다.

:: 턱관절은 생식기를 지배하는 자율신경계에 영향을 끼친다(생리불순_20대 여성)

나는 한 달에 한 번씩 부부 동반 성경모임에 참석한다. 그중 두 친구의 부탁을 받아 부인들의 턱관절을 치료하기 시작했다. 어느 날 두 친구의 부인 중 한 사람이 생리가 멈췄는데 다시 시작하게 됐다고 이야기했다. 그 이야기를 듣고 있던 다른 부인도 자기도 그렇다며 놀라워했다(알고 보니 그녀들은 생리가 멈춘 지 1년쯤 된 상태였다). 턱관절과 연관성에 대해 물어보기에 나는 두 사람에게 관련성이 있다는 것을 설명해주었다.

그녀들의 이야기를 어떻게 들었는지 어느 모녀가 병원을 찾아왔다. 근심이 가득한 표정의 어머니와 20대 중반의 무표정한 젊은 딸이었다. 어머니는 딸이 6년 동안이나 생리를 하지 못했다며 치료할 수 있는지 물었다. 이야기의 앞뒤를 자르고 치료부터 가능한지 묻는 어머니를 마주하자니 그녀의 성격이 급하다는 생각보다 6년 동안 딸 못지않게 가슴앓이를 했을 어머니의 괴로운 심정을 생생히 느낄 수 있었다. 생리는 여성으로서 자연스러운 몸의 현상이다. 아니, 여성으로서 건강하다는 몸의 신호이기도 하다. 그런데 6년이라는 기간 동안 몸이 아무런 신호를 보내지 않았다면 어땠을까? 당사자도 당사자지만, 나 또한 딸이 있는 아버지였기에 어머니의 걱정을 먼저 동감하게 됐다.

"안 가본 곳이 없어요. 산부인과는 물론 한의원까지 유명하다는 곳은 죄다 찾아다녔어요. 하지만 방법이 없더라고요, 방법이. 산부인과에서는 전혀 이상이 없다는 거예요. 한의원에서 지어준 약을 이것저것 먹여봐도 효과가 없더라고요. 차라리 내가 대신 앓았으면 좋겠어요. 결혼도 하고, 애도 낳아야 하는데……. 앞날이 창창한 딸아이가 이런 병을 앓고 있다니 미쳐버리겠어요. 선생님, 정말 고칠 수 있을까요?"

"어머니, 진정하시고 지금부터 제 말씀 들어보세요. 산부인과에서 검사해봤는데도 해부학적으로 문제가 없다고 했다면 턱관절을 의심해볼 만합니다. 턱관절이 불균형해서 생겨난 병일 수도 있습니다. 쉽게 말하자면 뇌에서 반응을 하지 않았다는 거라고 말할 수 있습니다. 턱 균형을 맞춰주면 좋아질 수 있습니다."

내 말이 떨어지기가 무섭게 어머니는 눈물을 흘렸다. 알고 보니 산부인과에서 검사 결과 해부학적으로 문제가 없고, 다만 뇌에서 반응을 하지 않기 때문이라고 했다고 한다. 하지만 뇌는 쉽사리 손을 댈 수 없기 때문에 병을 고치기 힘들다는 말을 들었다고 한다. 같은 증상을 두고 한쪽에서는 고칠 수 없다고 하고, 다른 한쪽에서는 치료가 가능할 수도 있다고 했으니 어머니의 눈물은 절망이 아닌, 안도의 눈물이었다.

그만큼 내가 짊어진 부담도 다른 환자보다 크게 느껴졌다. 진단을 해보니 턱의 균형도 틀어졌지만 몸 전체 균형이 무너져 있었다. 본인은 똑

바로 섰다고 생각했는데, 왜 항상 삐딱하게 서 있느냐는 말도 많이 들었다고 한다.

불균형한 턱이 뇌에 영향을 끼쳐 호르몬을 관장하는 뇌하수체의 기능이 떨어져 있는 것이 분명했다.

환자는 답답한 마음에 하루 빨리 치료를 받고 싶어 했다. 그래서 바로 스플린트 치료를 시작했다. 그리고 4개월이 지날 즘 그녀는 생리를 시작하게 되었다고 수줍게 말했다. 함께 병원을 찾아온 어머니는 이런 날이 올 줄은 몰랐다며 거듭 고맙다는 말과 함께 눈물을 쏟아냈다. 모든 치료를 마치고 1년 정도 지났을 때 또 한 번 어머니에게서 좋은 소식을 들었다. 딸이 내년 봄에 결혼을 한다는 것이었다. 어머니는 항상 걱정이었던 딸이 이제는 행복해졌다며 좋아했고, 나 또한 그녀의 결혼 소식에 계속 입가에 미소가 흘렀다.

> 턱은 말하고, 씹고, 침을 삼키고, 숨 쉴 때마다 움직인다. 이러한 턱의 움직임은 머리뼈에 기계적인 영향을 주고, 뇌의 기능에 영향을 미치게 된다. 호르몬을 지배하는 뇌하수체에 영향을 주게 되며 호르몬 분비에 영향을 준다. 또한 생식기는 자율신경 지배하에 있는데 턱은 자율신경 균형의 영향을 주므로 생식기와 턱은 연관이 있다. 따라서 검사소견상, 해부학적으로는 정상인데 생리불순과 같은 문제가 나타나면 턱관절의 문제인 경우가 많다.

:: 턱관절의 균형을 잡아 손 떨림을 잡는다(손목터널 증후군_40대 여성)

컨설팅 회사를 운영하는 송연주(가명) 씨는 전문 분야에서 당당히 꿈을 펼치고 있는 여성이었다. MBA 출신의 유능한 직원들이 함께하고 있었고, 탁월한 감각과 리더십으로 매년 회사를 성장시키고 있었다. 일에 대한 보람을 느끼며 삶의 행복을 맛보았다.

부족한 것 없는 그녀의 발목을 잡은 것은 손목의 고통이었다. 직업상 컴퓨터로 서류 작업을 많이 하는 그녀는 언젠가부터 손목에 통증을 느끼고 있었다. 통증은 점점 심해지더니 손목을 움직이는 않은 상태에서도 아프기 시작했다. 서둘러 정형외과와 한의원을 찾아다녔으나 치료는 그때뿐이었다.

"손을 쓰지 않은 상태에서도 손목이 뒤로 꺾어지는 것같이 아파요. 어떨 땐 엄지손가락이 부어서 펜 잡는 것조차 힘들어요. 그리고 손목을 많이 움직인 날은 여지없이 저녁에 어깨까지 통증이 올라와서 팔을 등 뒤로 해서 눌러야 잠을 잘 수 있어요."

오랜 시간 동안 컴퓨터로 글을 쓸 때는 10분에 한 번씩 손목에 찜질팩을 둘러야 했다. 자연히 업무에 대한 집중도는 떨어졌고, 한 회사의 대표로서 중요한 순간순간 결단을 내려야 할 상황에서도 손목 통증은 그녀를 신경 쓰이게 했다. 스트레스는 나날이 심해져 그녀의 얼굴 표정에서도 통증이 묻어나 주변의 분위기는 싸늘해지기 일쑤였다.

그녀는 냉소적인 말투로 나에게 물었다.

"원장님, 이게 정말 가능한가요? 입 속에 이런 스플린트를 넣어둔다고 아픈 손목이 났다니요?"

"처음엔 다들 송 대표님처럼 반응하십니다. 절 믿고 스플린트를 착용해보세요. 바로 호전되지 않지만, 최소한 석 달 안에 효과가 나타날 겁니다."

그녀는 턱관절 치료 외에 손목을 치료하기 위해서는 근본적인 치료법이 필요하다는 걸 알고 있었다. 즉 수술밖에 없었지만, 수술을 하고 완쾌할 때까지 물리적인 여유가 없었다. 나중에 듣고 보니 그녀는 턱관절 치료에 기대를 하지 않았다. 그녀의 회사직원들마저도 치료에 대한 의문을 나타냈다고 한다. 그저 효과를 봤다는 지인을 통해 소개 받은 병원이라 조금 더 지켜보고 치료를 받을지 말지 결정할 생각이었다.

하지만 턱관절 치료를 받고부터 그녀의 손목에 커다란 변화가 찾아왔다. 치료를 시작한 지 두 달이 지나고부터 지긋지긋하게 따라다니던 손목 통증은 더 이상 그녀를 괴롭히지 않았다. 어느 날 얼음찜질을 안 하고도, 컴퓨터 작업을 하고 있는 자신을 발견하게 되었다.

손목 통증에서 해방된 그녀는 숙면을 취하고, 최상의 컨디션으로 업무를 보게 되었다. 자연스레 예전의 카리스마 있고 자신감 있는 표정으로 일하게 되었다.

손목터널 증후군(수근관증후군)은 손목을 지나는 신경이 여러 가지 요인에 의해 눌려서 발생한다. 이 신경이 압박되면 신경마비로 손가락이 저리고 통증을 느끼게 된다. 턱관절 치료의 관점에서 보면 스플린트를 치료하면 머리와

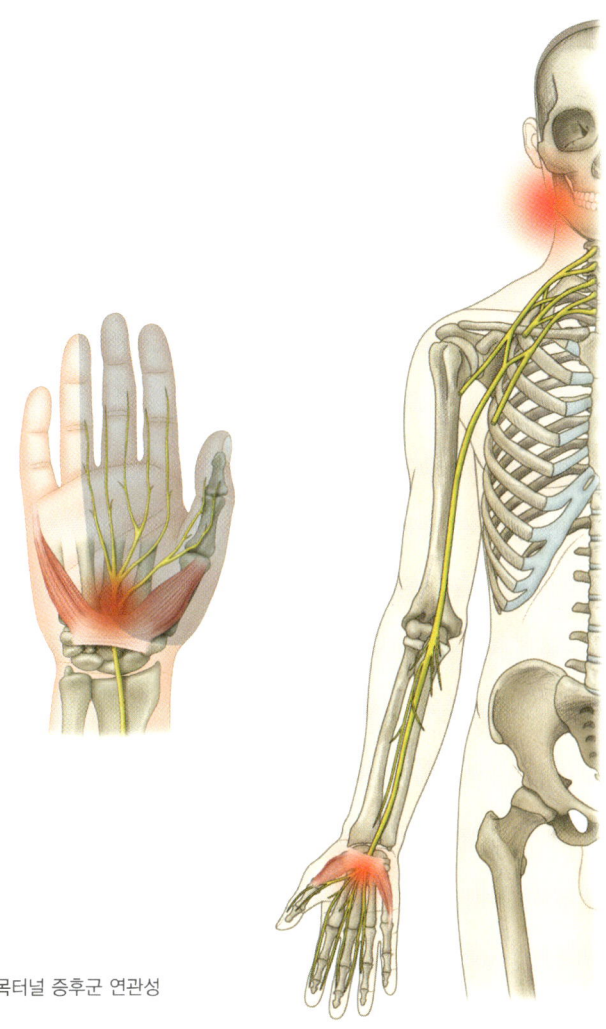

턱과 손목터널 증후군 연관성

목뼈 부분이 제자리를 잡아 틀어진 자세에 따른 신경 압박이 덜해지고, 수근관(손목 부분)에 영향을 줘 호전된다.

손목의 신경들도 인체를 감싸고 있는 근막과 연결되어 있기 때문에 턱관절의 균형이 틀어진 경우 스플린트를 통해 턱관절의 균형을 바로 잡아주면 근막의 균형이 회복되어 손목의 신경 흐름을 원활하게 만들어 통증이 사라지게 되는 것이다.

:: 턱관절 장애가 불러온 소화 장애와 어깨 통증(소화 장애와 어깨 통증_50대 여성)

임플란트 시술을 원하는 환자가 내원했다. 그녀의 직업은 요리사였다. 진단을 해보니 왼쪽 어금니를 발치한 지 오래되었고, 한쪽으로만 씹는 습관이 생겨 그 때문에 교합이 무너졌으며, 턱관절 장애가 많이 진행되어 있었다. 그녀의 주 증상은 체하는 것이었다. 자주 체하는 증상 때문에 그녀는 항상 위장약을 복용하고 있었고, 특히 체할 때마다 왼쪽 머리가 아파서 힘들었다고 했다. 최고의 음식을 만들기 위한 연구를 할 때에도 제대로 맛을 볼 수 없어 여간 괴로운 일이 아니라며 고통을 호소했다.

그녀를 처음 봤을 때 나는 한눈에 턱의 균형이 맞지 않다는 것을 직감했다. 왼쪽 턱 선이 오른쪽에 비해 짧았는데, 이렇게 되면 몸의 왼쪽에 이상이 나타나기 마련이다. 아니나 다를까, 치료하던 중에 그녀의 증상을 하나 둘씩 알게 되었다.

"원장님, 이도 왼쪽이 아프지만 머리도 왼쪽이 자주 아파요."

"김영주(가명) 님, 제가 관상은 볼 줄 모르지만, 이, 머리뿐만이 아니라 전체적으로 왼쪽이 약하신 거 같은데 맞나요?"

"어머나, 원장님. 그걸 어떻게 아셨어요?"

"사람 몸이란 게 얼굴을 기준으로 왼쪽과 오른쪽으로 나뉘는데, 균형이 안 좋은 쪽으로 증상이 나타나기 마련이거든요."

그녀는 젊은 시절부터 왼쪽에 편두통이 심했다. 왼쪽 어깨도 으스러질 듯 아파서 정형외과를 찾았더니 근막염이라 진단받고 물리치료를 계속 받고 있었다. 생리기간이거나 스트레스를 받으면 그 통증이 더 심했고, 물리치료는 받을 때에만 효과를 볼 뿐이었다고 한다. 허리가 아픈 것도 왼쪽, 심지어 양쪽 발바닥이 쉽게 붓고 아프기도 했는데, 유독 왼쪽이 더 통증이 심했다.

가장 큰 문제는 쉽게 체하는 것이었다. 조금이라도 긴장하면 예외 없이 체하게 되었고, 체를 할 때면 뒷목과 눈썹이 콕콕 쑤셨다. 치아마저 온전하지 못해 잘 씹을 수 없어 체하는 증상은 갈수록 빈번해졌다. 때문에 위장약을 달고 살았다.

요리사라는 직업에 종사하고 있는 그녀에게 이러한 증상은 고통, 그 자체였다. 이러한 증상 때문에 그녀는 지금까지 요리에 쏟아낸 열정과 시간이 물거품이 될지도 모른다는 불안감을 늘 몸에 달고 산다고 고백했다.

나는 임플란트 시술과 더불어 턱관절 치료를 병행하면 증상이 호전될 수 있다고 설명했다. 그러나 본인은 정작 턱관절 장애에 대해 인식하지 못했다. 이해할 수 없었던 그녀는 생각할 시간을 달라고 했다.

며칠 후 병원을 찾은 그녀는 몸의 왼쪽이 약하다는 걸 짚어낸 나의 직관을 믿어보겠다고 했다. 다행히 치료를 받기로 다짐을 받아두긴 했지만, 치료를 시작하고 보니 생각보다 많은 난관이 도사리고 있었다. 요리사는 근무시간이 길었는데, 일하는 시간이 긴 만큼 쉴 수 있는 시간은 짧았다. 또한 미각에 예민했는데, 스플린트를 끼고 음식 맛을 제대로 볼 수 있을지 걱정하는 눈치였다.

나는 치료계획을 잘 조정해야 했다. 계획에 따라 턱관절치료프로그램을 병행했는데, 처음에 그녀는 스플린트를 제대로 착용하지 않았던 것 같다.

"몸을 움직일 때, 활동하는 시간에 스플린트를 착용하면 근육이 함께 움직이니까 빨리 나을 수 있습니다. 스플린트를 착용하고 음식 맛을 살짝 보는 것도 문제가 없으니까 걱정 마세요. 스플린트를 끼고 있으면 균형이 잡히기 때문에 자세도 좋아지고, 어깨에 부담도 줄어들 겁니다. 잊지 마세요. 스플린트를 얼마나 착용하고 있는지에 따라 효과는 비례합니다."

체하는 횟수가 조금씩 줄어들자 그녀는 더욱 열심히 치료에 임했다. 자연스레 두통도 감소했고, 위장약을 복용하지 않아도 됐다. 그리고 어깨 통증도 더 이상 물리치료를 받지 않아도 될 만큼 호전됐다.

음식 맛을 솔직하게 표현할 수 있게 됐다며 행복해하던 그녀의 모습이 떠오른다. 치료를 받고 나서 그녀의 음식 맛은 어떻게 변했을까? 언제 한번 찾아가서 직접 맛을 보겠다고 생각은 하고 있지만, 여태 미루고 있다. 하지만 굳이 맛보지 않아도 훌륭한 음식일 거라 믿는다.

잘 씹어야 소화가 잘되는데 이 환자는 치아 상실로 인해 저작기능이 저하되어 소화 능력이 떨어졌다. 또한 턱의 불균형이 소화기를 지배하는 자율신경에 영향을 미쳐 복합적인 원인에 의해 소화 기능이 저하되었다.

저작 기능에 문제가 없고 검사 소견상 소화기관에도 크게 문제가 없는데 소화장애를 호소하는 환자들은 대부분 턱관절 장애를 의심해볼 만하다.

소화기관은 자율신경의 지배 아래 있다. 내시경 검사소견에도 특별히 이상이 없는데 소화가 잘 안 되는 경우, 내과에서는 흔히 신경성 소화장애라고 하는데, 이는 소화기를 지배하는 자율신경의 조화가 무너진 것으로 보면 된다. 턱관절 장애가 심한 경우는 교감과 부교감 신경의 부조화, 즉 자율신경의 부조화로 인해 소화능력이 떨어져서 소화장애가 일어난다.

또한 이 환자가 유독 왼쪽만 아픈 이유는 왼쪽 턱 때문이다. 대부분 한쪽 턱의 약화나 불균형은 같은 쪽의 약화를 일으키게 되어 있다. 이는 불균형이 심한 쪽, 즉 약한 턱 쪽에 근육이 긴장하게 되어 최적의 위치에서 벗어나게 되고, 그 결과 근육의 효율이 떨어지게 된다.

턱의 균형을 맞추면 약화된 쪽의 몸도 회복을 하게 되는 것이다. 한쪽의 몸이 유난히 약하다고 하면 그 쪽 턱을 의심해볼 필요가 있다.

:: 스플린트로 몸의 균형을 잡아라(안면비대칭과 부정교합_20대 남성)

앞의 사례들을 살펴보면 턱관절 장애 환자들의 특성이 서너 가지 눈에 띈다. 우선 환자 본인이 턱관절에 문제가 있다는 걸 인식하지 못한다는 것을 가장 먼저 알 수 있고, 두 번째로 원인 모를 고통 속에서 살다 보니 자신도 모르게 신경이 날카로워져 있고, 예민하다는 것이다. 또한 턱관절 치료라는 개념이 생소해서 자신이 앓는 증상과 전혀 관련성이 없어 보이는 턱관절을 만져 고친다는 것을 쉽게 신뢰하지 못한다. 게다가 단번에 고쳐지는 것이 아니고 최소 석 달 이상을 치료받아야 호전된다는 느낌을 받는다고 하니 특히나 '속도 사회'에 익숙한 환자들이 망설이는 것도 이해가 간다.

의사와 환자가 서로 신뢰를 쌓아가는 것이 중요하지만, 특히 환자가 의사를 신뢰하는 것이 중요하다. 그런 점에서 이준호(가명) 씨만큼 신뢰를 얻기 어려운 환자도 없었다.

"이준호 님, 턱관절 상태를 제대로 알아보기 위해 턱과 치아가 나오는 엑스레이를 먼저 찍겠습니다. 엑스레이 보면서 구체적으로 상담해드릴게요."

"꼭 엑스레이를 찍어야 하나요? 전 치료가 되는지 안 되는지 설명을 들으러 온 건데요. 수술 안 하고 절 치료할 수 있는지 먼저 알려만 주세요. 엑스레이라면 정말 질리게 찍어봤어요. 그냥 보면 몰라요?"

첫 상담에서부터 알게 모르게 신경전이 벌어졌다. 엑스레이 촬영부터 설득해야 했던 환자는 처음이었다. 첫 인상부터 다른 환자들과 달리 유난히 예민해 보였다.

그는 안면비대칭이 심했다. 눈으로 보기에도 아래턱이 왼쪽으로 많이 틀어져 있었다.

턱관절 장애 환자들은 대개 원인 모를 고통을 겪게 되지만, 주위 사람들이 눈으로 확인할 수 없는 증상을 앓는 경우가 많다. 하지만 그는 이와 반대로 모든 사람들이 한눈에 보기에도 왼쪽과 오른쪽 얼굴의 대칭이 부자연스럽다는 것을 알 수 있을 만큼 육안으로 드러나 있었다. 그러다 보니 여느 환자들보다 예민했다. 게다가 그는 외모에 한창 신경이 쓰일 20대 초반의 젊은이였다. 그동안 무수한 사람들의 시선에 위축되어 가고, 그럴수록 신경은 점점 날카로워졌을 것이다.

그는 몇 달 전 양악수술을 결심하고 수술을 위한 치아교정을 진행하고 있던 차에 어머니의 반대로 수술을 할 수 없는 상황이 되었다. 어머니가 양악 수술을 하고 나서 생길 수 있는 후유증을 듣고 귀한 아들을 수술시킬 수 없다며 강력하게 반대하기 시작했다. 비대칭 치료를 포기할 수 없었던 그는 수술 없이도 치료를 할 수 있는 병원들을 찾아보기 시작했다. 하지만 찾아간 병원마다 수술하지 않고는 치료가 불가능하다고 했기에 그 상심이 컸는지 우리 병원에서도 예민하게 행동했던 것이었다.

예민한 그를 진정시키고 상태를 체크해보았다. 그의 안면비대칭은 확실히 턱관절 장애가 원인이었다. 얼굴뿐 아니라 몸 전체가 비대칭이었다. 게다가 부정교합에 만성 피로, 눈의 피로, 그리고 약간의 우울증 증상도 있었다. 그는 비대칭만이 문제가 아니었다. 간단하게 치료할 수 있는 상태가 아니였지만 확실히 치료할 수 있다는 자신이 있었다. 그는 내 설명을 들으며 드디어 방법을 찾았다는 마음에 안도하는 듯한 표정을 지었다. 그러나 그것도 잠시, 다들 수술밖에 방법이 없다고 했는데 수술 없이 치료할 수 있다는 것에 의심하는 듯했다.

환자 입장에서는 생소하기 이를 데 없는 치료 개념이라 의심이 드는 것도 한편으로는 이해가 되었다.

그도 고민이 되었겠지만 의사인 나도 나대로 과연 그가 나를 믿고 긴 시간 동안 소통을 하면서 치료를 받을 수 있을지 확신이 서지 않았다. 좀 더 분석해보고 말씀드리겠다며 그를 돌려보냈다. 고민이 시작됐다. 환자의 신뢰도 신뢰이지만, 과연 내가 의사로서 환자의 의심과 고민을 이해하고 환자가 포기하지 않도록 설득하고 끝까지 치료를 완수할 수 있을지 자신이 서지 않았다.

그러던 중 만약 "우리 병원에선 진료가 어려울 것 같습니다"라고 말할 경우 느끼게 될 환자의 표정과 심정, 그리고 내 양심을 떠올리게 되었다. 그 생각이 들자 결론은 쉽게 내릴 수 있었다. 치료를 시작해야겠다는 결심을 했다.

며칠 후 그는 어머니와 함께 병원을 찾았다. 그는 덜컥 나더러 각서를 써달라고 했다. 호전되지 않았을 때 환불을 해달라는 것이었다. 치과의사생활 30여 년이 되었지만 각서를 써달라는 환자는 처음이었다. 어이가 없었다. 환자를 다시 부른 것에 후회를 하기도 했다. 하지만 환자에게는 낯선 턱관절 치료가 인생에서 중요한 결정일 수도 있었을 테고, 그 또한 나 못지않게 며칠을 고민하다가 각서를 떠올렸을 것이라는 생각도 들었다.

각서를 써주고, 치료를 시작하면서도 그는 몇 번이고 정말 수술 없이

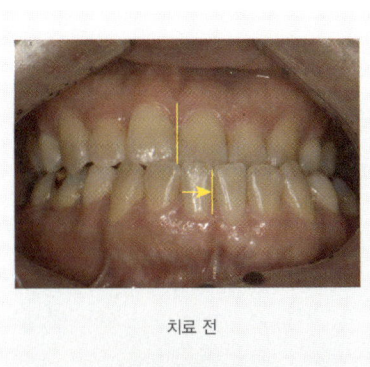
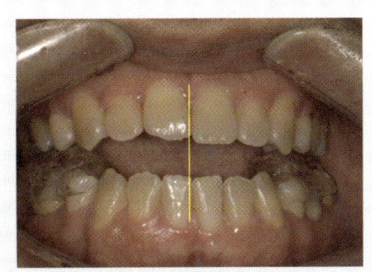

치료 전   치료 후

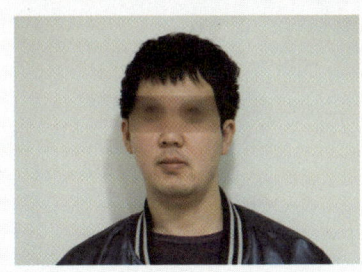
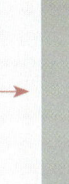
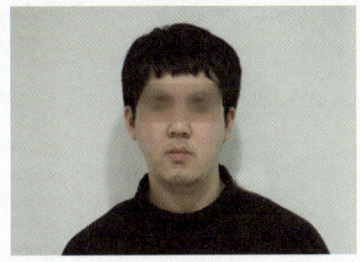

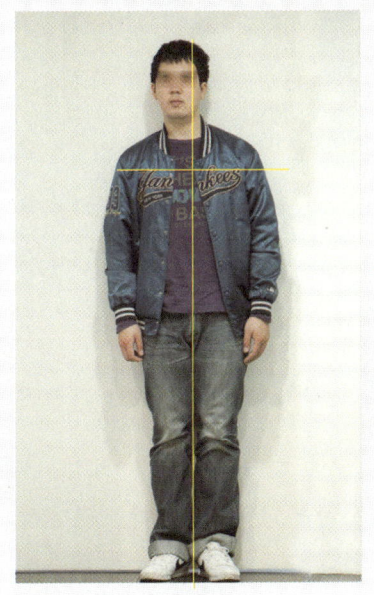
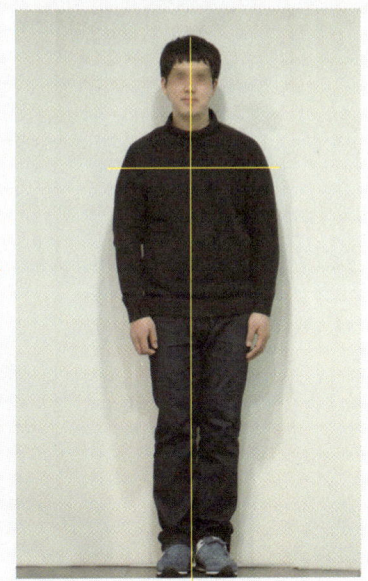

2장. 당신의 턱을 의심하라!

안면비대칭을 고칠 수 있는지 확인했다. 그러더니 점점 치료하는 시간이 길어질수록 의심을 담은 말수가 줄어들었다.

치료를 시작한 지 3주째부터 몸의 균형의 변화가 나타났다. 앞의 사진을 보는 것과 같이 처음에는 치아가 한 칸 정도 틀어진 상태였다. 그 옆 사진은 스플린트 착용으로 턱의 균형을 잡아주는 치료 진행과정을 보여준다.

턱의 위치 변화를 통해 서 있는 자세의 변화가 볼 수 있다. 이것은 치아와 턱관절의 위치가 신체의 균형, 즉 자세에 밀접한 연관이 있다는 것을 보여준다.

:: **어느 날 갑자기 입이 벌어지지 않는다면!**(턱관절 장애_30대 여성)

김연경(가명) 씨는 30대의 고등학교 영어 교사였다. 그녀는 턱관절이 아프거나 불편하지는 않았지만, 자신의 턱관절이 약한 것은 인식하고 있었다. 직업의 특성상 말을 많이 하는데, 수업이 많은 날이면 턱이 뻣뻣하거나 묵직해지는 느낌이었다. 그러나 이러한 증상 때문에 일상생활에 지장을 받는 것은 아니었다.

그녀는 턱이 아니라 치아교정상태를 보기 위해 병원을 찾아왔다. 벌어진 앞니를 교정하는 치료를 받았는데, 관리를 잘해 맞물림 상태도 좋았고, 교정치료도 잘 유지되고 있었다. 하지만 진단을 해보니 턱의 균형이 많이 무너져 있었다. 그러나 자신은 턱에 이상이 있다는 것을 인식하지 못하고 있었다. 턱의 균형이 맞지 않아도 스스로 인식하지 못하는 환자들이 있는데, 그녀가 이러한 경우였다. 나는 턱관절 상태에 대해 설명을 해주었고, 그녀는 순순히 스플린트 치료를 받겠다고 했다.

하지만 심한 통증을 느끼지 못했던 탓인지 그녀는 스플린트를 착용하는 데 소홀했다. 그리고 계속 말을 해야 하는 직업인데, 처음 스플린트를 끼고 나서 발음하기가 아무래도 불편했다. 착용하지 않아도 턱이 그다지 아프거나 불편하지 않아서 그대로 방치해두었다. 그러던 어느 날 왼쪽 턱이 아프기 시작하더니 결국 입이 벌어지지 않는 상태가 되었다. 식사를 못하는 것은 물론이고, 말도 제대로 할 수 없었다. 턱을 약간 틀어야 겨우 손가락 한 마디 들어갈 정도로 벌어졌다. 통증을 차치하고서라도, 입이 벌어지지 않는 증상은 그녀에게 크나큰 문제였다. 말을 못하게 되면 수업을 할 수 없게 되고, 그 피해는 그녀뿐 아니라 학생들에게 고스란히 이어지게 되었다.

그녀는 허겁지겁 병원을 찾아와 스플린트 치료를 받았다. 스플린트를 조절하는 데 장장 3시간이 넘게 걸렸다.

"이젠 정말 제가 하라는 대로 하셔야 돼요. 하루에 최소 16시간 이상은 스플린트를 착용하셔야 합니다."

"원장님, 정말 죄송합니다. 앞으로는 정말 하라는 대로 할게요."

힘든 치료 과정이었지만, 그녀는 잘 참아주었고 시간이 갈수록 호전되기 시작했다. 지금은 세 손가락이 자유롭게 들어갈 정도로 벌어진다. 처음에 입이 벌어지지 않는 것에 비하면 놀라운 변화였다.

그녀처럼 턱의 균형이 무너졌지만, 겉으로 드러나지 않고 내부에서 불균형한 상태가 지속되다가 어느 날 갑자기 한꺼번에 턱관절 장애 증상이 복합적으로 나타나는 경우가 있다. 모든 질병이 그러하겠지만, 턱관절은 방심하다가 어느 순간 극심한 고통을 안기며 찾아온다. 미리미리 관리하고 치료받는 것이 중요하다.

턱관절에는 위턱과 아래턱 사이의 매개체인 디스크(관절원판)가 있다. 디스크는 말하거나 씹을 때마다 위턱과 아래턱 사이에 움직이면서 완충 역할을 한다. 우리가 말하거나 씹거나 침을 삼킬 때마다 턱은 움직인다. 그만큼 움직임이 많다. 다른 관절과 달리 턱관절은 전·후, 좌·우, 상·하로 움직인다.

어떤 원인(내·외부적 요인)에 의해서 움직일 때 디스크와 위턱 아래턱 사이의 조화가 무너져서 디스크가 아래턱의 움직임을 방해하는 경우가 있다. 즉 디스크가 제 위치를 벗어나 턱관절의 운동을 방해하게 되어 일어나는 경우다. 이것이 바로 개구장애 이유이다.

이 경우에 치료를 통해 턱관절을 제 위치로 유도하게 되면 디스크가 제자리로 돌아와 턱이 정상적으로 움직이게 된다.

턱관절 장애증상을 가볍다고 해서 치료를 적당히 하게 되면 시간이 흐를수록 더 나빠지게 된다.

턱관절 장애는 절대 만만하게 봐서는 안 된다. 잘 기억해야 한다. 불균형한 턱은 절대 스스로 좋아지지 않는다.

:: **턱관절 치료로 굽은 등을 곧게 펴다**(굽은 등과 무릎 통증_ 80대 남성)

김영내(가명) 할아버지는 여든이 넘었는데도, 일본어를 가르치는 일을 하며 활기 넘치게 일상생활을 하고 있었다. 의치를 너무 오래 사용하다 보니 불편해져 병원을 찾아왔다.

기존 의치가 불편해서 잘 먹지 못했고, 제대로 씹을 수도 없으니 당연히 소화도 되지 않았다. 시간이 갈수록 영양 섭취가 안 되어 몸에서 여러 증상이 나타나기 시작했다. 심리적으로도 불안해지면서 불면증에 시달렸다.

그리고 특히 걸을 때 몸이 한쪽으로 기울고 쏠리는 느낌을 받았다. 한눈에 봐도 그가 구부정한 자세로 불안하게 걷고 있다는 것을 알 수 있었다. 그는 똑바로 걸으려고 노력을 하지만, 주변에서는 여전히 걸음이 삐뚤다고 했다. 그리고 몇 분 걸으면 무릎에 통증이 느껴져 몇 걸음 더 떼다가 쉬어야 했다.

치아는 씹고, 말하고, 심미적인 역할을 하는 것 이외에 균형에도 중요한 역할을 한다. 누구보다 튼튼한 치아를 꿈꾸는 환자들은 나이가 많은 분들이다. 오랫동안 무수한 환자를 만나고 나서 깨달은 것인데, 나이 드신 분들은 자유롭게 씹고 맛보는 것을 동경한다. 그러나 노화가 시작되면 대개 치아에 손상을 입는다. 저작 기능이 약화되면 스트레스를 받게 되고, 악화되면 노인성 질환이 발병하기도 한다.

나는 그에게 치료 기간이 좀 길어지더라도 자세가 좋아질 가능성이 높으니 턱관절 치료를 병행하겠다고 설명했다. 다행히 그는 여느 환자들보다 이해력이 높았다. 나이가 있기 때문인지 혹은 느끼는 통증이 더 하기 때문인지 연세가 있는 환자들 중 더러는 턱관절 치료의 기간이 긴 것을 참지 못하는 이들이 있다. 그러나 김영내 할아버지는 단 한 차례도 보채는 일이 없었다. 치료 의지가 강했고, 100퍼센트 나를 신뢰하고 있다는 느낌이 들었다. 어느 환자보다 효과가 좋으리란 기대가 컸다.

예상대로 스플린트 치료를 하면서 구부정했던 그의 몸은 바로 잡히게 되었고, 무릎 통증도 호전되었다. 잘 먹고 잘 자고 움직이는 데도 불편을 느끼지 못할 만큼 나았다. 그는 안 펴졌던 허리가 펴졌다며 주위 친구들에게서 여든 살 같지 않다는 소리를 듣는다며 고마워했다.

나이가 들면 뼈와 근육, 장기의 기능이 약화될 수 있지만, 턱의 균형을 잡아주면 훨씬 편안하게 움직일 수 있다. 하지만 그러기 위해서는, 누누이 강조하지만 의사에 대한 신뢰와 완쾌될 수 있다는 의지력이 뒷받침되어야 한다.

나는 오히려 그러한 의지를 보여준 그에게 고마움을 느꼈다. 그리고 치료는 나이와 증상을 따지기 이전에 환자의 의지가 얼마나 중요한 것인지 새삼 깨닫게 되었다.

> 턱의 균형이 무너졌을 경우, 특히 교합이 낮아졌을 경우 굿제이이론에 의해서 목뼈가 변화되어 일자목이 되고 몸의 중심은 앞으로 쏠리게 된다. 즉 이것은 목뼈뿐 아니라 척추 전반에 영향을 주어 자세를 구부정하게 만든다.
> 특히 균형을 잡지 못하는 것은 전정기관과도 관련성이 많다. 전정기관은 귀

치료 전

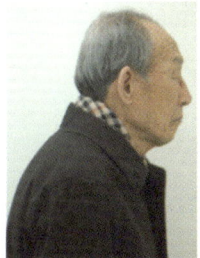

치료 후

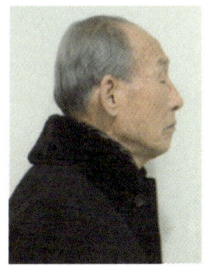

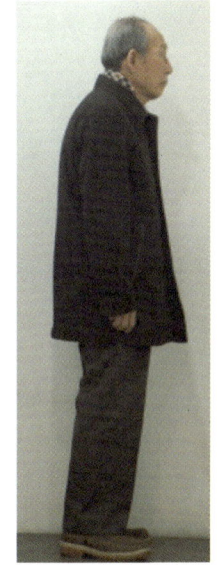

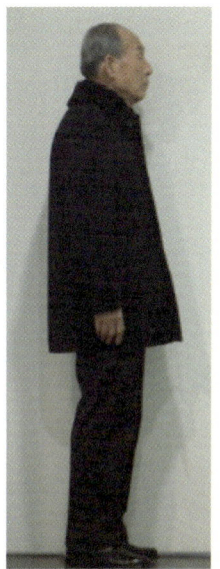

에 위치하고 있는데, 귀는 턱과 가깝게 위치하고 있다. 턱을 움직일 때 손을 귀 앞쪽으로 갖다 되면 턱관절의 움직임을 느낄 수 있다. 이렇게 가깝게 위치하고 있기 때문에 턱관절 장애환자들은 이명이나 어지러움, 불균형감 등 귀와 관련된 증상을 동반하고 있는 경우가 많다.

이렇듯 균형이 무너진 턱의 움직임은 목뼈에 영향을 주어 자세를 바르지 않게 하며 또한 전정기관에도 영향을 줘 균형감각도 잃게 한다.

턱을 지나치게 사용하면 그만큼 불균형의 위험에 노출된다. 특히 나이가 있으신 분들은 교합과 턱의 균형이 안 맞게 되는 경우가 많은데 이 상태에서 의치를 한다는 것은 불균형한 상태를 둔 채 치료하는 것이다. 마치 기울어진 집을 그대로 둔 채 실내만 리모델링만 하는 격이 된다. 치료의 효과가 낮고 오래 지속될 수 없다. 의치치료를 할 때도 턱균형 치료를 병행하면 치료의 효과가 상승된다. 즉 저작 능력도 높일 뿐 아니라 자세 균형에 영향을 줘서 건강에 도움을 준다.

턱관절의 건강이
골프 스코어에 영향을 준다

스포츠 이야기를 해보자. 턱의 균형과 건강은 몸 전체에 영향을 미치기 때문에 당연히 스포츠와 민감하게 관련된다. 요즘 골프를 즐기는 사람들이 날이 갈수록 늘어가고 있다. 골프를 예로 들어 이야기해보겠다. 박세리, 김미현, 최경주 이후 우리나라의 세계적인 골프선수들이 계속해서 두각을 나타내고 있다. 골프전문 TV 채널도 있고, 주변에는 수많은 책과 교습 지침서들이 넘쳐난다. 그러나 골프와 턱의 긴밀한 관계에 대해 알고 있는 사람은 드물다.

턱 관리만 잘하면 골프를 비롯해 대부분의 운동능력이 향상된다. 왜 그럴까?

이를 악물고 치면 작은 근육으로 골프를 하고, 이를 물지 않고 치면 큰 근육으로 스윙을 한다는 골프 이론이 있다. 골퍼들이 원심운동을 하지 못하고 히팅 순간 골프채를 낚아채는(jerking) 이유 중 하나는 볼이 클럽에 닿기 직전 본인도 모르게 이를 꽉 물어버리기 때문이다. 고수 골퍼들 사이에서는 중요한 샷이나 퍼팅(퍼터로 공을 홀 쪽으로 굴림)을 하기 전 긴장을 풀기 위해 이의 접촉에 대해 신경을 쓰는 경우가 허다하다. 즉 지금까지 정확한 이유는 몰랐으나 볼을 히팅하는 순간 이를 물면 몸의 균형이 무너져서 스윙이 망가진다는 것을 고수들은 경험으로 알고 있는 것이다.

이런 상황을 턱관절의 균형이론으로 풀어보면 재미있다. 턱관절은 인체에서 유일한 양측성 관절로, 인체에서 가장 복잡하고 운동성이 활발한 관절 중 하나다. 관자뼈와 아래턱 뼈를 연결하는 이 관절은 중추신경과 긴밀히 연결되어 있고, 이로 인하여 턱관절에 장애가 발생하면 중추신경계를 비롯한 척추 관절 및 근골격계 등 온몸에 광범위한 영향을 끼쳐 몸 전체에 구조적·기능적 문제를 일으킨다. 특히 턱관절은 근막연결이론에 따라 (1)근육의 조화, (2)몸의 평형성 유지 및 (3)신체적 활동 등 몸 전체에 영향을 준다.

골프는 손으로 치는 게 아니고, 우리가 평소에 쓰지 않는 몸속의 큰 근육으로 스윙을 해야 방향이 정확하고 멀리 나간다. 즉 볼을 히팅하는 순간 이를 꽉 물어버리면 인체의 큰 근육이 전체적으로 갑자기 긴장하여 원활하게 작동을 하지 못하게 되고 그 결과 샷이 망가진다는 것이다.

퍼팅 순간, 몸을 들거나 본인도 모르게 고개를 들어버려 1미터 미만 거리의 짧은 퍼팅도 실패하는 경우가 허다하다. 연습장에 가서 이와 이 사이에 혀를 넣고 입을 약간 벌린 상태(혀 정위치 법, p225 참조)에서 퍼팅을 해보면 몸이 흔들리는 현상(jerking)이 줄고 생각보다 퍼팅이 잘된다는 것을 경험자들은 충분히 느낄 것이다. 20~30야드 어프로치샷을 할 때도 실수가 많은데, 이런 실수도 대부분 볼을 히팅하기 직전에 본인도 모르게 이를 꽉 물고 손으로 치다가 토핑(공의 윗부분을 맞추어 공이 비거리를 내지 못하고 구르게 되는 샷)이나 뒤땅치기를 했기 때문이다.

벙커샷(모래가 가득찬 헤저드에서 볼을 쳐 내는 샷)을 할 때 볼이 다시 벙커 안에 그대로 남아 있을지도 모른다는 공포는 모든 아마추어라면 공통적으로 느낄 것이다. 백스윙(클럽을 후방으로 들어 올리는 동작)만 하고 팔로스루(볼이 클럽 면을 떠난 후 이어지는 스윙 동작)를 하지 않았거나 스윙을 하지 않고 도끼질 할 때처럼 손으로 볼을 찍어 팔로스루가 안 되었기 때문이다. 또한 고개를 너무 빨리 들어 토핑이 발생, 홈런 볼이 나오는 경우도 있다. 두 경우 모두 본인도 모르게 이를 악물었다는 점, 기억해보면 수긍할 것이다. 벙커샷을 할 때 이를 물지 않고 스윙만 해보라. 그러면 자연스럽게 벙커에서 탈출하게 될 것이다.

턱에 무리를 주면 몸 전체가 긴장하여 결국 스윙을 망치게 된다. 다시 말하면 스윙을 할 때 큰 근육에 부담을 주지 않기 위해 이를 악물어서는 안 된다. 골프가 아니더라도 이를 악무는 습관이 심하면 앉는 자세를 포함해서 몸 전체에 무리가 생겨 항시 피곤하고 숙면을 못하는 경우도 허다하다.

균형 잡힌 턱이 근육의 건강을 유지하게 하고 그 영향으로 골프 실력이 향상된다는 흥미로운 사례는 또 있다. 예컨대 체조를 살펴보자. 체조선수가 유독 다른 사람에 비해 골프를 잘 친다는 점은 좀처럼 설명하기 어렵다. 여러 가지 이유가 있겠지만 몸 근육이 톱니바퀴처럼 자연스럽게 유기적으로 움직인다는 점이 가장 설득력이 있다. 만에 하나 신체의 큰 근육이 하나라도 유기적으로 움직이지 못하면 큰 부상을 당할 수 있다. 즉 체조선수는 몸의 큰 근육을 긴장하지 않고 움직이는 훈련이 되어 있어서 골프를 칠 때도 몸의 큰 근육을 유기적으로 움직여서 유연한 스윙을 한다는 뜻이다.

보통 사람들이 믿기 어려운 정보 중에는 이런 것도 있다. 턱은 본인 몸무게만큼의 중량을 버티고 있다는 것이다. 몸무게가 70킬로의 남성이 이를 물고 있으면 본인의 몸무게인 70킬로 정도로 턱을 압박한다. 이는 쌀 한 가마 정도의 무게다. 이를 악물게 되면 이보다 더 큰 압력이 몸에 전달되어 근육의 조화가 무너지게 된다. 이를 악물고 볼을 히팅하면 어깨에 힘만 들어가고 손으로만 치게 되어 그날의 라운드는 실망스러운 스코어로 종료된다는 것이다. 다시 말하면 이를 악물면 볼을 히팅하는 순간 땅만 찍고 팔로스루가 안 된다는 것이다.

앞으로 이를 악물고 치지 않겠다는 생각으로 하루 라운드를 해보자. 본인도 모르게 스윙이 편하고 스코어도 잘 나올 것이다. 역으로 말하면 스코어가 잘 나온 날이나 형편없이 나온 날이 있다면 혹시 내가 이를 악물고 볼을 치지는 않았는지 곰곰이 생각해보자. 그러면 본인만이 느끼는 답이 나올 것이다. 물론 골프가 잘 되고 잘 안 되는 이유도 그날의 몸 상태와 정신 집중력 등 수십 가지로 설명할 수 있다. 분명한 것은 이를 악문 채 운동을 하면 균형이 틀어져서 평소보다 운동 효율이 오르지 않는다는 점이다. 다시 말하지만 이를 악무는 것은 정말 금물이다. 물론 턱관절의 균형 상태가 좋으면 이를 악물고 쳐도 큰 상관은 없지만, 지속적으로 이를 악무는 습관은 고치는 것이 바람직하다.

슬라이스(골프에서 오른손잡이의 경우 타구가 비구선보다 우측으로 꺾이는 것)나 훅(타구가 왼쪽으로 크게 휘어 날아가는 구질)도 턱관절 불균형과 관련되어 있다. 골프는 신체의 밸런스가 중요하다. 물론 근력도 중요하지만 전체적인 밸런스가 훨씬 중요하다. 근육이 긴장된 부위가 있으면 백스윙을 할 때 최대로 힘이 응축되지 못한다. 또한 백스윙 톱에서 생긴 에너지가 하체, 즉 발에서부터 위로 전달되어 골반과 중심부로 올라가 골프클럽에 전달되어야 하는데 전달 메커니즘의 효율성이 떨어져서 에너지가 손실된다.

턱관절이 나쁘면 대개 좌우 어느 한쪽이 더 무너지게 되는데, 그러면 무너진 턱 쪽의 신체 부위가 당연히 약해지게 된다. 좌우 밸런스가 50:50이 아니라 40:60이면 아무리 백스윙에서 에너지를 많이 확보해도 약한 40% 쪽이 기준이 되므로 10%의 에너지가 손실된다.

골프는 신체의 모든 근육을 사용하는 스포츠라고 봐도 무방하다. 그렇기 때문에 턱의 균형이 무너지면 근육과 근육의 전달 메커니즘에 영향을 주어 신체 효율이 떨어지게 된다. 슬라이스나 훅도 이유가 다양하겠지만 신체의 좌우 균형에 큰 영향을 미치게 된다.

스플린트를 낀 뒤로 드라이버샷 거리가 늘어나기도 하는데, 바로 이러한 이유 때문이다. 저명한 오케스트라 지휘자 H 씨, 독일의 유명 제조업체 한국지사장 P 씨, 한 중견언론인 L 씨의 공통점이 이런 경우다. 스플린트를 사용하고 어느 날 갑자기 드라이버샷 거리가 10~20야드 늘어난 것이다. 모두 싱글벙글하고 우리 병원을 찾아온 일이 있다. 함께 라운드한 친구들도 갑자기 늘어난 거리에 놀라서 '이 친구가 새 드라이버로 바꾸었나', '연습을 많이 했나' 아니면 '체력 보강훈련을 했나' 하는 생각을 했다. 정작 본인들의 이야기를 들어보면 특별한 것이 없이 평소처럼 라운드를 했는데 거리가 갑자기 늘었다는 것이다. 도대체 어떻게 된 걸까? 이들의 드라이버 거리가 늘어난 이유는 분명히 있다. 바로 턱 때문이다. 스플린트가 턱관절의 균형을 잡아서 신체근육의 조화와 몸의 평형성을 형성시켜 거리가 늘어난 것이다. 또한 스플린트가 스윙을 할 때 턱의 일정한 위치를 확보해주어 일정하게 어드레스를 유지할 수 있게 해준다. 때문에 스윙이 일관성 있게 된다.

모든 골퍼들이 나이를 먹으면 샷 거리가 줄어든다고 믿는 경향이 있는데, 일정 부분 잘못된 생각이다. 물론 나이를 먹으면 근육이 낡은 타이어같이 탄력성이 줄어 거리가 주는 것은 사실이다. 그러나 거리가 줄어드는 가장 큰 이유는 나이 때문이 아니고, 근육이 편하게 스윙을 하다 보니 스윙 궤도가 바뀌어 거리가 줄게 되는 것이다. 이는 클럽챔피언을 몇 번이나 한 외과의사의 말이다. 이분은 70대 후반이지만 아직도 젊은 사람 못지않은 비거리를 자랑한다. 나이를 먹으면 대부분은 근력이 줄어 거리가 나지 않는 이외에 턱의 불균형이 생기고 이것이 몸 전체의 근육에 영향을 주어 스윙 궤도가 바뀌어 비거리가 줄어드는 것이다. 즉 나이를 먹으면 턱 균형 문제로 거리도 줄고 골프에 흥미를 잃게 되는 일이 많이 발생할 수 있다. 그러나 결코 좌절할 필요는 없다. 스플린트를 끼고 턱 건강을 회복하면 다시 청춘의 골프를 즐길 수 있다.

외국에서 발표한 논문에 따르면 스플린트를 장착하고 스윙할 때 클럽헤드의 스윙 스피드를 분석해 보니 스윙 스피드가 유의성 있게 더욱 일정하다는 결과가 나왔다.

프로골퍼의 슬럼프도 턱관절과 관련이 있다. 한국의 유명한 프로골퍼 P 씨가 어느 날 갑자기 슬럼프에 빠져 헤매고 있다. 확인은 안 되었지만, 턱을 깎는 성형수술을 한 직후라 이 선수의 슬럼프는 턱관절 접촉 불량이 스윙에 악영향을 주지 않았나 하는 추론이 가능하다. 이 선수의 턱관절 균형 상태를 의학적으로 분석해보니 1에서 10단계로 구분하여 보면 8단계로 심각한 상태였다. 그러나 턱관절 불균형의 심각성을 본인이 인지하지 못하고 있어 안타깝다.

미국 LPGA투어의 유명선수 S도 허리에 통증이 있어 최근 슬럼프에 빠진 적이 있다. 현재 한방으로 허리를 치료 받고 있다. 당사자의 부친에게 이 선수의 허리 통증은 턱관절의 불균형이 허리의 큰 근육에 무리를 준 경우로 턱관절의 균형을 바로 잡기 위해 스플린트를 끼는 게 현명하다고 조언해준 일이 있다. 갑자기 슬럼프에 빠진 프로골퍼들은 좌절하지 말고 혹시 치아 접촉에 문제가 있는 건 아닌지 턱관절 전문의와 상의해보는 것도 현명하다.

거울을 보고 내 턱관절의 균형을 확인해보자. 거울 앞에 반듯이 서서 본인의 턱관절 균형을 파악해보자. 젊은이들은 대부분 균형이 잡혀 있겠지만, 50대 이상의 사람들은 대부분 본인이 느끼지는 못하지만 어느 정도 턱이 왼쪽 혹은 오른쪽으로 불균형을 이루고 있다. 골프를 칠 때 슬라이스로 고생하는 사람은 혹시 오른쪽 턱이 왼쪽보다 내려가 있지 않은지 한 번 확인해보자.

퍼팅 입스(yips)라는 게 있다. 퍼트를 할 때 호흡이 빨라지고 손에 경련이 일어나는 증상을 말한다. 남아프리카 공화국 출신 보비 로크(1917~1987)는 당시 미국의 1인자 샘 스니드(1912~2002)와 1946년 남아공에서 16차례 매치플레이를 펼쳤다. 결과는 로크가 16매치 가운데 12매치를 이겨 압승했다. 티샷은 스니드가 매번 멀리 쳤다. 그러나 게임은 10m 이상의 퍼트를 거침없이 홀에 집어넣은 로크의 승리로 끝났다. 그 때문인지 스니드는 60cm 이내의 짧은 퍼트를 여러 차례 놓치고 말았다. 그 후 스니드는 그때의 충격으로 퍼팅 입스에 걸렸고 슬럼프에 빠졌다.

"드라이브는 쇼이고, 퍼팅은 돈이다(You drive for show, but putt for dough)." 보비 로크의 명언이다. 즉 퍼팅은 돈이라는 뜻이다. 하지만 퍼팅할 때에 긴장을 이기지 못하고 나이든 골퍼가 쓰러지는 경우가 가끔 있다. 그만큼 퍼팅할 때 긴장을 많이 하게 되어 있다. 특히 상금과 연결되어 있는 퍼팅은 얼마나 더하겠는가? 평소에는 자신 있게 넣던 퍼팅도 긴장하면 어드레스를 똑같이 했다 해도 근육이 긴장되어 평상시와 같이 스트로크을 하지 못하게 된다.

그런데 재미있는 현상이 있다. 스플린트를 장착한 상태에서 퍼팅하면 긴장도가 현저히 떨어진다는 점이다. 스플린트의 장착은 일정한 어드레스를 도와주며 중압감에 긴장을 할 때에도 근육의 일정한 톤을 유지할 수 있어 평소와 같이 스트로크(볼을 치려는 의도를 가지고 클럽을 움직이는 것)를 할 수 있다. 또한 퍼팅은 자신감이 중요한데 스플린트를 장착하면 심리적인 안정감을 유지할 수 있어서 자신 있게 퍼팅할 수 있다.

스플린트를 착용하면 부상을 예방하는 장점이 크다는 점도 덧붙이고 싶다. 골프는 가장 역동적이고 폭발적이며 복잡한 운동이다. 자칫 잘못하면 신체에 손상을 당하기 쉽다. 이런 경우 스플린트를 장착하면 근육의 조화 및 몸 전체의 평형성을 높일 수 있어 부상을 덜 당하게 된다. 몸 전체가 풍선이라고 가정했을 경우 턱이 긴장되어 있으면 풍선의 한 부분을 압축시킨 것과 똑같다. 따라서 그 풍선은 압축되지 않은 풍선보다 훨씬 외부의 충격에 약하게 되어 있다. 턱관절의 균형과 스포츠의 부상은 밀접한 관련이 있다. 통상적으로 보면 턱관절이 약한 쪽 신체 부위가 부상을 당하게 되어 있다.

턱관절 균형에 대한 이해만 올바로 해도 절반은 턱 균형을 이룬다고 할 수 있다. 턱관절과 우리 몸의 큰 근육과의 관계, 그리고 이것이 스윙에 미치는 영향에 대한 인지만으로도 '턱 균형의 건강'을 정복했다고 할 수 있다. 윗니와 아랫니가 과도하게 접촉하지 않고 혀를 윗니와 아랫니의 중간에 살짝 넣는 것이 인체에 무리를 주지 않는 좋은 방법이다.

골프는 예민한 운동이다. 어제 잘 맞다가 오늘 다시 스코어가 엉망이 되는 게 허다하다. 이렇듯 턱관절도 본인이 느끼지는 못하지만 미세한 불균형이 몸 전체에 영향을 준다는 점을 이해해야 한다. 물론 모든 골프 샷을 턱관절 균형이론으로만 접근하는 것은 무리가 있지만, 턱관절 균형의 중요성은 아무리 강조해도 지나치지 않다.

반드시 기억하라. 균형의 중요성을. 그리고 준비하라. 균형에서 오는 결과를!

3장

지금부터 턱을 관리하라!

균형을 찾으려는
우리 몸의 본능

중용(中庸)! 원래 「예기(禮記)」의 한 단락이었으나 그 뜻이 심오하여 송나라 시절에 한 권의 책으로 묶여 『사서(四書: 대학, 논어, 맹자, 중용 4권의 책을 이르는 말)』중 한 편이 된다. 굳이 뜻풀이를 하자면 '가운데 중(中)'에, '쓸 용(庸)' 자를 쓰는데, 여기서 '용(庸)'이란 평상심을 뜻한다.

중용의 평상심은 치우치거나 모자람이 없는 삶의 균형을 말한다. 이 균형의 마음은 우리 삶 속에 깊숙이 자리 잡고 있다. 배고프다고 배가 터지도록 밥을 먹는다면 어떻게 되겠는가? 미련한 사람이라 손가락질 받을 것이다. 반대로 배가 고픈데도 밥을 먹지 않고 무리한 다이어트를 한다면? 그 사람은 영양실조로 생명의 위협을 받을 수도 있다.

건강을 위해 하루 물 8잔을 마시라는 말들을 많이 한다. 다이어트의 한 방법으로도 수분 섭취량을 늘리라는 말들을 심심찮게 듣게 된다.

"물을 많이 마시면 식욕을 억제하고 집중력을 높이는 등 건강에 매우 좋다"라면서 하루 2리터의 물을 마시라는 충고들이 일반상식으로 알려져 있다. 그러나 이런 충고만을 믿고, '그럼 물만 많이 마시면 살이 빠지겠네? 오늘부터 하루 10리터씩 물을 마셔야지!'라고 생각한다면 이 사람은 어떻게 될까? 지나친 물 섭취는 수면을 방해할 뿐만 아니라 신장 기능에 손상을 입힐 수 있다. 드물지만 저나트륨혈증(체내에 나트륨이 줄어드는 증상으로 심할 경우 뇌에 부종이 생길 수 있다)에 걸려 생명에 위협을 받을 수도 있다.

사람의 몸은 중용(中庸), 즉 균형을 원한다. 그리고 그 균형이 깨지면 본래의 모습으로 돌아가려는 모습을 맹렬히 보이는데, 이게 바로 우리 몸의 항상성(恒常性, Homeostasis)이다. 좀 더 자세한 설명을 하기 전에 재미있는 예를 하나 들까 한다.

첫눈에 반한다란 말을 경험해봤는가? 경험하지 않더라도 익히 들어봤을 것이다. 그런데 실제로 사랑에 빠지는 시간은 사람이 눈 한 번 깜박이는 2초의 시간에 불과하다. 그러나 이 2초 동안 사람의 몸속에서는 정말 많은 일이 벌어진다.

눈앞에 있는 이성에게 반하는 순간(뇌가 반하게 하는 것이지만) 대뇌 변연계(대뇌반구의 안쪽과 밑면에 존재, 종족유지에 필요한 본능적 욕구과 직접적 관계, 감정과 기억을 담당)는 페닐에틸아민(PEA)이 꽉 들어차게 된다. 이 페닐에틸아민이란 걸 한 마디로 설명하자면 몸에서 만들어내는 각성제 정도로 생각하면 될 것이다. 천연의 암페타민('히로뽕'이란 말이 더 친근하게 들릴 것이다)인 것이다.

소위 말하는 "눈에 콩깍지가 씌었다"란 말은 이때부터 시작된다. 그런데 이 사랑의 유효기간은 얼마나 될까? 길어봐야 18~24개월이다. 이때쯤 되면 상대방에 대한 콩깍지가 떨어져 나가고, "내가 왜 저런 사람이랑 사귀고 있는 거지? 처음에 봤을 때는 정말 괜찮았는데……, 알고 보니 별 볼일도 없고…… 이제 사랑이 식은 건가?" 하는 말들이 나오게 된다. 왜 그런 걸까? 처음엔 죽고 못 살 것 같던 남녀가 시간이 지날수록 서로에 대한 애정이 점점 식어간다. 계속 같이 있다 보니 서로의 결점만 자꾸 보인다. 아니면 콩깍지가 벗겨진 뒤의 현실에 눈을 떴기 때문일까?

그건 바로 인간의 항상성 때문이다. 처음 사랑을 시작할 때에는 뇌가 페닐에틸아민에 가득 절여 있지만, 하루하루 시간이 지나면 인간의 몸은 항상성을 유지하기 위해 페닐에틸아민의 분비를 점점 줄여나가게 된다. 그렇게 페닐에틸아민은 점점 줄어들게 되고, 사랑의 감정이 시작된 뒤 18개월 정도의 시간이 지나면 뇌는 사랑을 시작하기 전의 상태로 돌아가게 되는 것이다. 모든 진리가 그렇지 않은가? 인간의 뇌는 균형 잡힌 삶을 원하는 것이다.

"사랑이란 감정은 인간에게 긍정적인 효과를 주는 것 아닌가? 이런 사랑의 감정이 계속 이어지는 게 좋은 거 아냐?"

　1년 365일 계속 사랑에 빠져 있다면 인간의 삶은 어떻게 될까? 사랑에 빠져 멍한 상태로 일과 생활을 다 팽개치고 사랑하는 연인만 생각한다면 우리의 삶은 어떻게 될까? 과유불급(過猶不及)이란 말이 그래서 나온 것이다. 사랑에만 몰두해 일상을 포기한다면 그 사랑은 아니 한 것만 못한 사랑이 되는 것이다. 사람의 몸은 이렇듯 항상성, 즉 균형을 맞추는 데 지대한 관심을 가지고 있고 실제로 그 균형을 맞추기 위해 많은 노력을 하고 있다. 그리고 이런 노력은 자신만이 아니라 상대방에 대해서도 똑같이 적용된다.

　사람이 이성을 판단하는 첫 번째 기준은 뭘까? 자신 있게 성격이라고 말하는 독자도 있을 것이다. 하지만 좀 더 솔직해지자. 이성을 처음 바라볼 때 우리 머릿속에 가장 강렬하게 남는 것은 무엇인가? ……정말 무엇인가?

　그렇다. 외모다. 아니라고 부정할 수는 없을 것이다. 우리는 첫 만남에서 사람의 외모를 보고 판단을 내린다. 물론 그 후의 만남에서 그 사람의 성격이나 배경 등을 살펴보고 다른 장점들을 찾아낼 수는 있지만, 첫 만남에서는 우선 외모다. 여기서 주목해야 할 것은 우리가 이성의 외모를 볼 때 가장 눈여겨보는 것은 그 사람의 균형이라는 점이다.

　사람은 이성과의 만남에서 무의식적으로 대칭적인 사람, 즉 신체 좌

우의 균형이 딱 맞아떨어지는 사람을 찾는다.

사람은 이성과의 만남에서 무의식적으로 그 사람의 몸이 균형을 이루고 있는가를 살펴본다는 것이다. 인식 범위 밖에서 우리는 본능적으로 균형이 맞는 사람을 찾는 것이다. 과연 이 말이 무슨 뜻일까?

간단하다. 우리 몸을 한번 살펴보자. 우리는 팔이 2개이고, 다리도 2개다. 얼굴을 볼까? 눈도 2개, 귀도 2개이다. 여성은 가슴도 2개 볼록 튀어나와 있다. 얼핏 보기에 팔과 다리, 눈과 귀, 가슴은 좌우가 모두 똑같이 대칭을 이룬…… 한 마디로 좌우 균형이 맞춰져 있다고 생각한다. 그러나 이러한 생각은 잘못된 것이다. 여성들은 이 말이 무슨 말인지 알 것이다. 여자들은 속옷을 입을 때 한쪽 가슴이 다른 가슴보다 크다는 걸 확인할 수 있을 것이다.

믿기지 않는다면 지금 당장 두 팔을 쫙 뻗어서 확인해보라. 분명 한쪽 팔이 다른 쪽 팔보다 짧다는 걸 확인할 수 있을 것이다. 겉으로 보기에는 좌우 균형이 딱 맞는 것 같지만, 실제로 확인해보면 아주 미세하게나마 차이가 난다.

그리고 우리의 몸은 이 미세한 차이를 무의식적으로 확인하고 신체 좌우가 최대한 균형이 잡힌 상대에게 마음을 연다는 것이다. 놀라운 사실은 이 좌우 비대칭의 범위는 불과 5% 내외일 뿐이란 것이다. 이 5% 안쪽의 사람은 우성 유전자를 지닌 것이고, 5% 오차범위 밖의 사람은 열성유전자를 지닌 것으로 분류된다는 것이다. 왜 이런 결과가 나온 것일까? 대칭성에 관한 연구를 주관한 미국의 랜디 손힐 박사는 그 이유를 다음과 같이 말했다.

"대칭성은 단순히 보기 좋은 황금비율과 같은 의미로서의 존재가 아니니다. 신체의 대칭성은 객체의 유전적 형질이 훨씬 우수하다는 반증이며 강한 면역력과 좋은 영양상태, 원기 왕성한 생식능력을 보여준다는 증거이자 난서인 깃이다."

이처럼 사람은 자신뿐만 아니라 상대방에게도 균형을 요구할 정도로 균형에 집착하는 동물인 것이다. 일반적으로 균형은 안정과 평화를 지향한다. 그리고 현실에서 이를 실현한다. 고전에 보이는 중용이나 중도의 가르침은 삶의 윤리적 태도와 관련이 있지만, 그 이면에는 생명체의 안정과 평화 상태를 추구하는 진화의 위력이 감추어져 있다. 우리 인간의 역사는 생물학적으로 균형을 추구해온 내력을 공유하고 있다는 뜻이다. 그리하여 균형감의 절정은 감각으로 체험된다.

"어, 저 사람 예쁜데……!"

"와! 너무 잘생겼다……!"

자기도 모르는 사이에 입에서 감탄사가 나오게 되는 이유는 다른 게 아니다. 우리가 부지불식중에 균형감을 느끼기 때문이다. 그중에서도 턱은 얼굴 용모뿐만 아니라 몸 전체의 건강에 매우 중요한 역할을 한다. 턱 하나만 잘 관리해도 타고난 건강과 아름다움을 마음껏 발산할 수 있다는 말이다.

영화배우 김태희를 보라. 단아한 몸매에 깜찍한 용모의 주인공으로 온 국민의 사랑을 한 몸에 받고 있다. 그녀는 왜 유독 더 많은 관심과 사랑을 받는 걸까? 많은 관상가들과 성형 전문 의사들은 몸 전체의 균형감을 그 이유로 손꼽는다. 그래서 그녀의 불가사의한 인기의 이면에 균형 잡힌 외모가 있다는 분석은 점점 더 많은 설득력을 얻고 있다. 다만 나는 그중에서도 그녀의 턱의 균형이 매우 잘 발달되어 있다고 생각한다.

균형 잡힌 턱은 단지 외형적인 안정감과 평화로움을 주는 데 그치지 않는다. 인체의 건강 상태를 전반적으로 최적화시키는 기능도 균형 잡힌 턱의 역할이다. 그래서 생기발랄한 표정과 부드럽고 따뜻한 마음이 저절로 만들어지게 한다. 턱은 몸만 균형 잡히게 하는 게 아니라 마음의 균형도 잡아준다는 뜻이다.

턱관절 치료의
비밀

턱관절 연구에 관심을 가진 지 15년. 본격적으로 뛰어든 지 7년. 그동안 쌓았던 수많은 연구 데이터와 임상치료 데이터들을 보면서 문득 이런 생각이 들었다.

이 귀중한 데이터를 나 혼자 살펴보고 끝낸다는 건 너무 아깝다.

턱관절 치료에 관한 연구 데이터를 나 혼자만의 성취로 끝내고 싶지는 않았다. 이런 생각에는 턱관절 장애 치료의 경험을 보다 체계적으로 정리하고픈 욕망도 포함돼 있다. 이런 욕망들이 하나로 뭉쳐져 나온 생각이 연구소를 만들자는 것이다.

어렵게 생각하지 말자. 나의 연구 경험과 치료 데이터를 정리하고 이를 연구하는 장소를 만든다고 생각하자.

생각은 간단하고도 단순했지만, 이런 내 생각을 받아들이는 주변 사람들의 반응은 표정에서부터 다 드러났다. 하지만 이제까지 다른 사람들의 얼굴 때문에 일을 못했던 적이 없었기에 그리 큰 문제는 없었다. 당시에는 이미 연구소의 이름까지도 미리 생각해 두고 있었다.

턱 균형 연구소.

턱관절 연구에 관심을 가진 지 15년, 본격적으로 턱관절 연구에 뛰어든 지 7년 만에 얻은 하나의 결론이 있다.

턱은 균형이다.

그렇다. 턱은 균형만 맞춰주면 아무 문제가 없다. 턱관절이 아프고 신체 어딘가에 원인 모를 질병이나 통증이 있다면 우선 턱의 균형을 맞춰보라. 아마 열에 여덟, 아홉은 그 문제가 해결되거나 완화될 것이다. 내 15년 연구의 결론은 바로 이 한 마디로 정의 내릴 수 있다. 너무 단순하지 않은가? 원래 진리란 단순하다.

여기까지 책을 읽은 독자라면 '턱은 균형이다'란 명제를 충분히 이해할 것이다. 그래도 턱에 관한 개념이 덜 잡힌 독자들을 위해 핵심 포인트만 설명해 보겠다.

첫째, 앞서 말했듯이 우리 몸에서 가장 중요한 12개의 뇌신경 중 9개가 턱관절 주변을 지나간다. 신경뿐만이 아니라 혈관, 림프, 신경절……,

심지어 심장에서 뿜어져 나오는 혈액들도 아래턱 뒤쪽으로 연결돼 있는 혈관을 통해 뇌로 이동한다. 만약 이 턱관절이 정상 범위에서 1mm라도 뒤로 밀린다면?

둘째, 턱관절 움직임의 중심축은 우리 몸의 1번 목뼈와 2번 목뼈에 직접적인 영향을 준다. 이 1번과 2번 목뼈는 우리 신체에서 가장 중요한 신체부위인 뇌를 떠받치는 역할을 한다. 만약 턱관절의 균형이 맞춰지지 않아 뒤로 살짝 밀린다면, 그래서 1번 목뼈와 2번 목뼈에 직접 압력이 가해진다면?

셋째, 우리 몸의 근막들은 모두 턱 근처에 모여 턱을 둘러싸고 있다. '근막연결이론(178쪽 참조)'에서 말했듯이 우리 몸의 근막조직들은 밀접한 관계를 맺고 있다. 문제는 우리 몸에서 가장 예민한 부위인 턱 근처에 이 근막들이 모여 있다는 것이다. 이 근막조직에 어떤 압력이 가해진다면 신체에는 어떤 영향이 미칠까?

여기서 말하는 턱관절의 변화나 충격의 크기는 얼마나 될까? 정말 0.1mm 차이로 엄청난 고통을 겪는 환자도 많다. 센티미터 단위도 아니고 밀리미터 단위 때문에 엄청난 고통에 시달리는 환자를 보면 어느 순간 두렵기까지 하다. 불과 0.1mm 차이 때문에 한 사람의 인생이 고통 속으로 빠져들고, 궁극적으론 그 사람의 운명까지 뒤바뀐다니 모골이 송연해지지 않는가?

병원에 있다 보면 적응이 되는 것 같다가도 도저히 적응이 되지 않는

한 가지가 있다. 바로 인간에 대한 연민이다. 의사이기에 때로는 냉정하게 환자를 바라봐야 하지만, 어느 순간 환자의 상황에 감정이입이 돼 눈시울이 시큰거린 적이 한두 번이 아니다.

과거에 집착하다 보면 현재를 잃어버린다. 과거를 버리면 미래를 얻을 수 있다.

이 잠언(箴言)을 수없이 되뇌며 마음을 다 잡아 보지만, 안타까운 감정은 좀처럼 수그러들지 않는다.

사람은 의외로 강하다. 정말 끈질긴 생명력을 지니고 있다. 삶의 끈이 끊어질듯 하다가도 끈질기게 버티고 버티는 게 사람이다. 그러나 사람은 이런 강인한 생명력과 함께 나약함을 같이 지니고 있다. 한없이 강해 보이는 사람도 어느 순간 무기력하게 삶의 고통과 육체적 아픔에 무릎을 꿇는다. 정말 순식간이다. 강철 같은 육체라는 수사적 표현을 많이 쓰지만 따지고 보면 사람의 몸은 유기체다.

이 유기체는 고통에 약하다. 특히나 원인 없는, 이유 없는 고통에는 한없이 약하다. 아무리 강인한 정신력을 지니고 있는 사람이라도 시시때때로 찾아오는 이유 없는 고통 앞에서는 맥없이 무너질 수밖에 없다. 그리고 그 고통 앞에서 사람은 최소한의 인간 존엄조차 포기하게 된다. 턱은 어느 순간 인간의 존엄을 포기하도록 강요하는 빚쟁이의 모습으로 우리에게 나타난다.

인간은 고통 앞에서 한없이 나약한 존재이기에 처음에는 달래본다.

각종 진통제를 종류별로 먹어보고 병원을 찾아 나서지만 턱관절 장애는 기본적으로 부끄러운 성격이기에 그 원인을 끝까지 숨긴다.

그러나 답은 간단하다. 턱이 원하는 걸 지불하면 된다. 턱이 원하는 게 뭘까? 간단하다. 균형이다. 턱은 균형을 원할 뿐이다. 턱관절 환자를 치료하다 보면 환자들에게 본인의 상태와 병증의 원인을 설명하기가 애매한 경우가 종종 있다.

"당신의 턱은 균형이 무너졌습니다."

이렇게 말하면 와 닿지가 않는다. 온갖 의학용어를 총동원해 설명해 봤자 의학상식에 대한 배경지식이 없는 환자들은 이해하기가 힘들다. 더구나 턱관절 장애라는 생소한 병이니 이해하기가 더 어려울 것이다. 그럴 때마다 나는 배를 들어 설명을 하곤 한다. 예전에 친구들과 함께 저녁식사를 나눴던 때였다.

"넌 턱관절 장애 치료를 어떻게 하냐?"

저녁식사에서 직업의 애환을 화제로 이야기를 주고받다가 친구 하나가 갑자기 나에게 호기심의 화살을 날린 것이다. 각자 호기심이 발동했나 보다. 일제히 날 바라보던 여섯 쌍의 눈동자를 보면서 나는 난감했다. 이걸 어떻게 설명해야 하나……? 기대에 찬 친구들을 놀릴 심산으로 "나는 치료를 안 해" 하고 폭탄(?) 발언을 터뜨렸다. 황당한 표정의 한 친구가 반문했다.

"치료를 안 하는데 환자는 왜 찾아가는 건데? 가만, 다른 의사가 환자

치료하게 하고 넌 병원 관리만 하는 거지?"

"그게 아니라 난 그냥 고민할 뿐이야."

"고민? 무슨 고민?"

"환자가 어떻게 하면 균형을 잡을까 하는 고민."

황당해하는 친구들을 보니 슬슬 정답을 말해야 할 것 같아서 앞에 있는 간장종지를 놓고 설명을 시작했다.

"이 작은 간장종지를 보자고, 이걸 유조선이라 생각해봐……. 이 유조선이 태평양을 건너 미국으로 간다 치자. 그런데 가다 보면 태풍도 만나고, 풍랑도 만나게 되지. 그러면 배가 좌우로 요동친단 말이야. 그러다 보면 균형을 잃게 되고 좌초되거나 침몰될 수도 있겠지? 그걸 막기 위해 배의 선장은 밸러스트 탱크(ballast tank)에 있는 해수를 버리거나 반대로 빨아들여서 전후좌우의 균형을 맞춰주지."

그렇다. 턱관절 치료의 핵심은 바로 이 밸러스트 탱크(ballast tank)의 원리와 같다. 배가 침몰되지 않도록 선장은 온 신경을 배의 균형점을 찾는 데 집중한다. 나도 마찬가지다. 균형이 어그러져 제대로 몸을 가누지 못하는 환자의 균형을 찾아주는 조정자의 역할을 하는 것이 바로 나다.

"저는 당신의 잃어버린 턱관절의 균형을 같이 찾아주는 사람입니다."

내가 턱관절 치료를 위해 찾아온 환자들에게 이렇게 말하는 이유가 여기에 있다.

우리 몸의 신대륙, 트리거포인트

트리거포인트(Trigger Point). 일반인들에게는 조금 생소할 텐데, 방아쇠를 뜻하는 트리거(Trigger)와 한 지점을 뜻하는 포인트(Point)가 결합된 단어다. 이 두 단어의 결합은 군대에서 쓰는 용어, 즉 군사용어의 냄새가 난다(총의 방아쇠가 나오는 데 대한 당연한 추론이다).

그러나 이 트리거포인트란 단어는 의학용어다. 「식스센스」 급의 반전은 아니지만 어쨌든 반전은 반전이다. 이 트리거포인트를 한국어로 풀어보자면 '압통점'이라 할 수 있을 것이다. 누르면 아픈 곳을 생각하면 된다.

"사람 몸을 꽉 누르면 다 아프지 않나?"라는 억지 주장을 할 독자는 없겠지만, 노파심으로 말해보자면 내과의사들의 촉진법을 생각해보면 이해가 빠를 것이다. 배가 아파 내과 병원을 찾으면 의사들은 청진기로 청음을 하고 촉진(觸診)을 한다. 이때 내과 의사들은 이렇게 물어본다.

"여기 누르면 아프세요?"

쉽게 이해가 가지 않는가? 누르면 아픈 곳. 그곳이 트리거포인트인 것이다. 그러나 이런 촉진에 의한 통증을 트리거포인트라 보기에는 무리가 따른다. 흔히들 트리거포인트라 지칭하는 곳은 근막이나 근육에 존재하는 포인트를 의미한다. 간단히 말하자면 통증이 시발되는 지점을 뜻한다. 겉으로 보기에는 별 탈 없는 근육에 압력을 가볍게 가하면 통증이 발생하는 지점, 그곳이 바로 트리거포인트란 것이다. 문제는 이 통증이 국소 부위에만 느껴진다고 이를 가볍게 넘기는 태도이다.

통증은 몸이 문제가 생겼다고 우리에게 신호를 보내는 것이다.

다시 말해 몸 어딘가에 고장이 난 상태인데, 이를 가볍게 넘기지 말고 그 근원을 찾아 정확하게 치료해야 한다는 것이다. 오늘날 근막치료에서 트리거포인트는 하나의 기준점이 되는 용어가 되었다. 트리거포인트란 용어는 백악관 주치의를 지낸 '자넷 트라벨(Janet Travell)'이란 의사가 1952년, 자신의 저서에서 처음 언급했다. 이 사람은 케네디 대통령의 허리통증을 돌봤던 것으로도 유명하다. 이 트리거포인트란 말을 들었을 때 내 머리를 스치는 뭔가가 있었다.

이 말은 턱을 지칭하는 말이다.

턱관절 장애를 치료하는 의사로서 턱을 의미하는 말들 중 이처럼 적확한 표현을 보지 못했다.

턱은 우리 몸의 트리거포인트다!

이제껏 이 책을 읽은 독자라면 이 말의 의미를 공감할 것이다. 턱은 우리 몸의 트리거포인트다. 언제든 우리 몸에 방아쇠를 당길 수 있는 위치에 앉아서 우리를 내려다보는 것이다. 조금 극단적인 표현일 수도 있겠지만, 턱은 우리의 몸을 인질로 삼고 있는 인질범이다. 그것도 어디로 튈지 모르는 극단적인 인질범이다. 이런 인질범을 상대해야 할 때는 어떻게 해야 하나?

방법이 없다. 협상의 주도권은 턱이 쥐고 있다. 이런 상황에서는 인질범을 사랑하는 수밖에 없다. 바로 스톡홀름 증후군(Stockholm syndrome: 인질사건에서 인질이 범인에게 동화되어 지지와 호응을 하는 현상)에 빠지는 것이다. 턱을 사랑하고, 턱이 말하는 통증에 귀 기울여 대답을 하는 것이 최선이다.

턱은 우리 몸 전체를 인질로 삼고 있다. 당장 방아쇠를 우리 관자놀이에 갖다 댄 상태다. 이런 상황에서 당신은 어떤 선택을 할 것인가?

하나를 주고, 하나를 얻는 것. 그게 인간세상의 인과법칙이다. 이런 인과법칙은 인질범과의 협상에서도 그대로 적용된다.

"통증을 접수했다. 당신이 원하는 게 무엇인가?"

"뭘 원하겠나? 내 요구는 간단하다. 균형을 찾아달라! 균형만 찾아주면 인질은 즉시 석방하겠다!"

균형을 찾는 건 쉬운 일이 아니다. 시간이 걸릴 수밖에 없다.

"또 다른 통증을 원하나? 치료에 들어가라! 나도 지금 당장 균형을 찾아달라는 게 얼마나 무리한 요구인지는 잘 안다. 내가 원하는 건 최소한의 성의다. 지금 당장 치료에 들어가라! 균형을 찾겠다는 시늉이라도 해 보이라는 소리다!"

턱이 조금만 삐끗해도 우리 몸은 즉각 반응을 보인다. 그게 우리 몸이다. 몸 전체를 인질로 삼아 우리에게 균형을 요구하는 턱의 목소리. 그의 요구가 과도한 걸까? 아니다. 턱은 참고 참다가 도저히 견딜 수 없는 상황이 돼서야 인질범으로 돌변하는 것이다. 우리가 여기서 해야 할 일은 턱의 이야기를 들어주고 그 요구를 수용하는 수밖에 없다. 턱은 우리 몸에 총을 들이밀고 방아쇠를 당기려고 폼을 잡고 있다. 총 든 사람 앞에서 맞장 뜨자며 용기를 부리는 것을 우리는 용기라고 부르지 않는다. 그건 만용(蠻勇)이고, 객기다. 이제 턱의 말을 들어줄 시기가 왔다. 턱의 균형을 되찾아야 할 때다.

턱관절 장애진단법:
건강하려면 턱부터 제대로 알자!

통계적으로 볼 때 80%의 사람은 턱이 비대칭이다. 그러나 사람들 대부분은 비대칭을 느끼지 못하고 평범하게 살아간다. 이들은 오차범위 안쪽에서 아슬아슬하게 그 균형을 잡은 이들이다. 이 역시도 문제가 없을 뿐이지 잘못된 습관이나 돌발적인 외부적 충격에 의해 균형이 틀어질 확률이 높다. 이런 위험을 안고 살지만 언제든 예방이 가능하고 아직은 병증이 발현되지 않았으니 행운아라 부를 수 있을 것이다. 문제는 오차범위 밖의 사람들. 이른바 턱관절 장애를 겪고 있는 사람들이다. 이들의 상당수는 자신의 병증을 착각하면서 살아간다.

많은 사람들이 턱의 중요성이나 턱관절 장애의 인식도가 낮다 보니 흔히 턱에 소리가 나더라도 간과하며 살아간다. 또 어떤 이들은 엄청난 치료를 받아야 한다고 잘못 알고 있기도 하다.

병을 치료하기 위해서는 병의 원인을 정확하게 진단하고 그 진단에 맞게 적절한 치료를 해야 한다. 턱관절 장애 환자들은 병의 원인 진단도 틀렸고, 치료 방법도 틀린 경우가 대부분이다. 턱관절 장애란 생각을 꿈에도 하지 못하고 다른 병원을 찾다가 원인을 찾지 못해 결국 진통제로 연명하는 경우가 대부분이다. 일단 간단하게나마 턱관절 장애에 관한 자가 진단법을 소개한다. 만약 스스로가 턱관절 장애 증상을 보인다고 생각된다면 잘 살펴보기 바란다.

턱관절 장애 진단법

1단계: 자각

모든 병이 그렇지만 병을 제일 잘 아는 것은 본인이다. 정기적으로 건강검진을 받지 않는 한 병을 제일 처음 발견하는 것도 본인이다. 일상에서 몸에 이상이 생기면 신체의 어딘가에 통증이 발생하거나 그 기능에 이상 증상이 나타난다. 그러면 병원을 찾거나 약국을 찾게 된다. 중요한 건 통증에 감사하는 마음이다. 통증은 몸의 이상 상태를 본인에게 알려주는 신호이다. 그러므로 이 통증을 무조건적으로 무시하는 행동(예를 들면 진통제의 과다복용)은 가급적 피해야 한다. 일단 원인 모를 통증에 시달리면 다음 사항에 해당되는지 잘 검토해보기 바란다.

Ⅰ

① 입을 크게 벌렸을 때 그 사이에 손가락 세 개가 자연스럽게 들어가지 않는다.(입은 정상적으로 45~55mm 정도 벌어져야 한다.)(YES/ NO)

② 입을 열고 닫을 때 수직으로 벌어지지 않고 한쪽으로 편위된다.(YES/ NO)

③ 턱관절 부위에 통증이 있거나 소리가 난다. 혹은 과거에 턱관절 통증이 있었거나 소리가 났다.(YES/ NO)

위 항목 중 한 가지라도 해당된다면 다음 사항을 체크해보자. 항목마다 YES 또는 NO를 선택하여 표시해보자.

Ⅱ

① 이를 악 무는 습관이 있다. (YES/ NO)

② 잠 잘 때 이를 간다. (YES/ NO)

③ 앞니가 자꾸 벌어진다.(YES/ NO)

④ 자주 구내염이 생긴다. (YES/ NO)

⑤ 이유 없이 음식물 삼키기가 어렵다. (YES/ NO)

⑥ 얼굴이 비대칭이거나 최근 몇 년 사이에 얼굴형이 변했다. (YES/ NO)

⑦ 얼굴에 여드름이나 피부 트러블이 자주 발생한다.(YES/ NO)

⑧ 자주 눈물이 나거나 눈이 건조하거나 충혈된다. (YES/ NO)

⑨ 눈이 자주 피곤하거나 눈 뒤로 압박감이 느껴진다. (YES/ NO)

⑩ 귀울림이 있다.(YES/ NO)

⑪ 귀에 염증이 없는데 가끔 통증이 있다.(YES/ NO)

⑫ 어지럼증 또는 두통이 있다. (YES/ NO)

⑬ 코로 호흡하는 것이 힘들다. (YES/ NO)

⑭ 목이나 어깨가 자주 뻐근하고 아프다.(YES/ NO)

⑮ 원인 모를 소화장애가 심하다. (YES/ NO)

⑯ 생리통 또는 생리불순이 있다. (YES/ NO)

⑰ 몸의 중심이 안 맞거나 자세가 바르지 않다. (YES/ NO)

⑱ 평소에 잠을 잘 못 이룬다. (YES/ NO)

⑲ 항상 가시지 않는 만성피로가 있다. (YES/ NO)

⑳ 신경이 예민하거나 갑자기 화를 잘 낸다. (YES/ NO)

Ⅰ문항에 하나라도 해당되는 사람이 Ⅱ문항에 'YES'가 2개 이상이면 턱관절 전문 병원에 찾아가 보는 게 좋다.

2단계: 생활 습관 확인

누차 설명했듯이 턱관절 장애란 턱관절의 균형이 맞춰지지 않아 생기는 질병이다. 그렇다면 왜 균형이 맞춰지지 않았는가? 선천적일 수도 있지만 상당수는 후천적인 원인, 그것도 잘못된 생활습관에 의해 발생한다. 만약 자신이 원인 없는 통증이나 질병에 시달리고 있고 이 질병을 치료하기 위해 해당 치료과목의 병원을 찾았지만 '원인 불명'이란 통고를 받았다면 다음 항목의 자신의 생활습관 등을 확인해보자.

① 잠잘 때 심하게 이를 간다거나, 평소에 이를 악무는 습관이 있다.
② 밥을 먹을 때 좌우 턱을 다 쓰지 않고, 한쪽으로만 씹는 습관이 있다.
③ 앉아서 근무를 하거나 공부할 때 바른 자세가 아니다. 예)구부정한 자세, 턱을 괴는 행동, 다리 꼬는 행동, 한쪽으로 비틀어진 자세
④ 잠을 잘 때 똑바로 누워서 자는 게 아니라 엎드려 자거나 옆으로 누워서 잔다.
⑤ 걸음걸이가 뒤뚱거리며 걷거나 안짱다리 걸음걸이나 밭장다리 걸음이다.
⑥ 최근에 과도한 스트레스와 긴장을 유발하는 상황이 있었다.
⑦ 교통사고 혹은 몸에 충격이 가는 외상을 입었다.

위 사항을 보고 자신의 습관이나 경험을 다시 한 번 확인한다.
만약 위의 습관들이 있다면 턱관절 장애를 의심해야 한다. 그렇다면 다음 스텝은 간단하다. 턱관절 장애치료를 전문으로 하는 병원을 찾아가 확실한 검진을 받으면 된다. 만약 좋지 않은 결과가 나온다면 그때부터 치료에 들어가는 것이다.

턱관절 장애의 진행 단계

턱관절 증상은 한 가지만 생기는 것이 아니고, 다양한 증상들이 앞뒤 순서 없이 나타난다. 증상이 가볍다고 치료하지 않고 내버려 두면 언젠가 다음과 같은 상태로 진행될지 모른다.

1단계: 턱관절의 디스크가 정상 위치에서 벗어나 있는 초기 단계
2단계: 턱관절이 움직일 때마다 디스크와 아래턱뼈 머리(하악골의 과두)의 조화가 벗어난 단계
3단계: 디스크가 정상 위치에서 완전히 벗어나 디스크가 본래의 기능을 상실한 단계

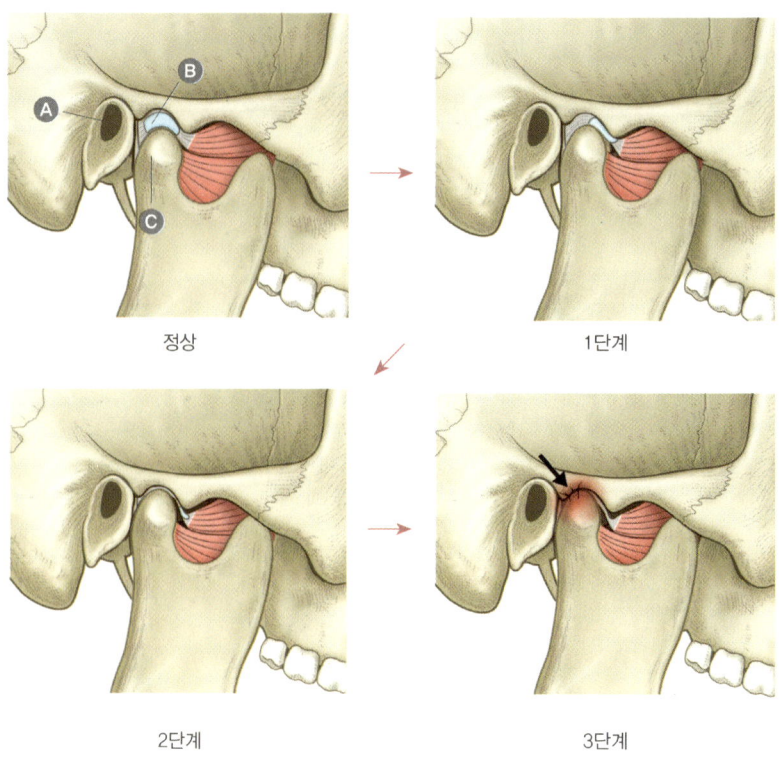

Ⓐ 외이공
Ⓑ 디스크
Ⓒ 아래턱뼈 머리(하악골 과두)

일상생활의 턱관절 관리법: 이것만 지키면 아플 일이 없다!

∷ 1. 악물지 마라

직업병이다. 뭐 눈에는 뭐만 보인다고 사람을 바라볼 때 제일 먼저 바라보는 곳이 턱이다. 턱으로 인생을 바라보게 되고, 치아로 사람의 과거를 더듬게 된다.

치아를 보면 그 사람이 뭘 즐겨 먹는지, 영양 상태는 어떤지, 현재 건강상태가 어떤지를 확인할 수 있다.

고고학자나 고생물학자들은 5만 년 전 지구상에서 활동했던 인류의 조상들이 뭘 먹고 살았는지를 족집게처럼 알아맞힌다. 비결이 뭘까? 가장 결정적인 요인이 바로 치아의 상태다. 발견된 치아의 모양, 마모 상태, 흠집 등은 그 치아의 주인공이 어떤 음식물을 주로 섭취했는지 유추가 가능하도록 도와준다. 즉 치아는 생사의 세월을 뛰어넘어서도 작동하는 일종의 생체 신호표인 셈이다. 아름다운 외모나 인자한 표정, 부드러운 말씨 등은 그 사람의 치아보다 생명력이 짧다. 치아는 바로 그 사람이다. 사람의 세월이다.

턱도 마찬가지다. 턱관절의 상태를 보면 그 사람의 현재 신체 상태와 생활습관을 어느 정도 유추해낼 수 있다. 이러다 보니 사람들을 만나게 되면 그 사람의 치아와 턱관절 상태를 살펴보게 된다. 턱관절의 현재 상태와 턱관절 상태에 따른 몸 전체의 건강 상태를 나도 모르게 훑어보게 되는 것이다.

사람들을 보면 얼굴의 모양, 얼굴의 대칭성, 턱의 균형, 얼굴색 등이 한눈에 들어온다. 지인들은 내가 자기들을 "척!" 하고 바라보면 농담으로 "지금 내 턱 진단하는 거지?" 하고 맞장구를 치곤 한다. 결례인지 알지만 직업이 직업인지라 어쩔 수가 없다. 이제는 턱만 "척!" 하고 봐도 그 사람의 균형을 알게 되는 것이다. 어쩌겠는가? 제 버릇 개 못준다고, 턱만 바라보고 턱만 생각하며 사는 사람인데……. 이런 내가 가장 견디기 힘든 경우가 있는데 그건 바로 프로야구 중계방송을 보는 것이다.

'저러다 턱 다 버릴 텐데…….'

예전에는 프로야구 중계를 카메라 3대로 했기에 클로즈업 화면을 보기 힘들었지만, 요즘은 기본 6대 이상의 카메라가 야구중계를 하기 때문에 여러 장면들을 볼 수 있게 됐다. 이런 장면들 중 흔히 볼 수 있는 게 투수가 공을 던지는 장면이다. 야구는 투수가 공을 던져야지만 시작되는 게임 아닌가?

야구 중계를 천천히 떠올려 보기 바란다. 투수들은 볼을 던질 때 거의 예외 없이 이를 악물고 힘차게 팔을 휘두른다. 아무것도 모르고 보면 참 역동적인 동작이라고 말할 수도 있겠지만, 이때 투수들의 턱에 가해지는 압력은 어느 정도일까? 이를 악물고 공을 던질 때마다 약 120kg 이상의 교합력이 발생한다고 한다.

일반인들도 보통 힘을 쓸 때마다 이를 악문 기억은 있을 것이다. 투수들도 마찬가지이다. 일반인들이 아무런 투구 훈련을 받지 않고 공을 던지면 평균 60킬로미터 내외의 속도로 던진다. 그러나 프로 야구선수들은 평균적으로 140킬로미터대의 속도로 볼을 던진다. 그 차이는 뭘까?

프로야구선수. 그중에서 투수들은 온몸의 근육을 회전시켜 공을 뿌린다. 혼신의 힘을 다해 마치 자신의 팔을 뽑아버릴 듯이 내던지는 것이다. 투구 메커니즘에 대한 여러 가지 이론들이 나와 있지만, 이 이론들이 공통적으로 말하는 한 가지가 있다. 그게 무얼까?

투수는 팔로 공을 던지지 않는다.

그렇다. 투수들은 발을 교차한 상태에서 다리 근육과 허리 근육을 비틀어 이 회전의 힘을 팔까지 이어나가 공을 뿌린다. 한 마디로 온몸의 근육을 비틀어 공을 던지는 것이다. 이때 온몸에서 뿜어져 나오는 힘을 정면으로 받는 것이 바로 턱이다.

　타자도 똑같다. 평균 140킬로미터대로 날아오는 투수의 공을 쳐내야 하는 타자들은 투구 속도에 맞먹는 배트 스피드가 필요하다. 이때 타자들도 배트 스피드를 올리기 위해 이를 악물고 스윙 동작에 들어간다.

　이래저래 야구선수들의 턱은 고통을 받을 수밖에 없다. 이러다 보니 지금 50대 이상의 야구 지도자들의 치아와 턱관절은 엉망인 경우가 많다. 조금 과장된 표현을 쓰자면 틀니 없이는 제대로 음식도 씹지 못하는 상태가 되기 십상인 것이다.

　동양인 최초로 메이저리그 124승이란 위업을 달성한 박찬호 선수의 턱은 그 기록을 세우는 동안 얼마나 많은 힘을 견뎌왔을까? 온 국민이 다 아는 것처럼, 박찬호 선수는 한국 최고의 강속구 투수로 미국에 스카우트 되었다. 컨트롤이 좋지 않아 초반에 고생을 조금 하긴 했지만 마이너리그를 거치지 않고 메이저리그로 직행한 희귀한 경우였다. 박찬호 선수의 활약상은 굳이 내가 언급하지 않아도 우리 국민들이 잘 알고 있으리라 믿는다. 고교 졸업 이후부터의 기간만 쳐도 지금까지 20년간 강속구를 뿌리며 선수생활을 지속해오고 있는 박찬호 선수. 그간 얼마나 많이 이를 악물었을까?

　한 게임에서 선발 투수들은 평균적으로 100구 내외의 공을 던진다. 이 말은 다시 말해 시합이 있는 날에는 12톤 내외의 압력을 받는다는 뜻이다. 메이저리그에서 선발투수들이 출전하는 경기 수는 1년 기준으로 30회 내외다. 메이저리그의 선발 투수들은 한 시즌 동안 무려 360톤의

압력을 받아낸다는 계산이 나오는 것이다.

이런 계산은 한국 선수들이라고 예외는 아니다. 메이저리그보다 경기 수는 적지만, 그래도 1년이면 133경기를 출전하는(2011년 기준) 대한민국의 야구선수들도 턱관절과 치아 상태가 좋다고는 말할 수 없다. 메이저리그보다 경기 수가 30게임 정도 적지만 턱에 받는 압력은 거의 변함이 없다. 야구선수들 사이에서도 턱관절 보호는 부상방지만큼이나 중요한 문제로 떠올랐다.

그 결과 1990년대 초부터 우리나라 야구선수들은 마우스피스를 착용하게 됐다. TV 중계를 가만히 살펴보면 마우스피스를 착용하는 선수들을 확인할 수 있을 것이다. 이제는 야구선수들이 마우스피스를 착용하는 모습은 낯설지 않다.

이렇게 야구선수들이 턱관절과 치아를 보호하기 위해 나름의 방안을 강구하고 있지만, 프로야구 경기를 보는 동안 내 심정은 내내 조마조마하다. 아니, 안쓰러운 감정이라고 표현하는 게 맞을 듯싶다. 직업이 치과의사이고, 밥 먹고 하는 일이 환자의 턱을 바라보는 일이다 보니 턱에 무리가 가는 행동이나 잘못된 습관을 보면 내 일인 것처럼 걱정부터 앞서게 된다.

게임의 법칙상 야구선수들은 공을 던지고 칠 수밖에 없다. 내가 선수들에게 말하고 싶은 건 가급적 턱을 덜 자극하는 방법을 찾아보라는 것이다. 시즌 중에는 어쩔 수 없이 혹사한다 하더라도 그 와중에서도 충분히 턱의 압력을 완화시키거나 분산시킬 방법을 찾을 수 있을 것이다. 그리고 시즌이 끝나면 정밀진단과 치료를 통해서 6개월 동안 혹사당한 턱을 회복시킬 수 있어야 한다.

프로야구 구단에는 모두 팀 닥터와 트레이너가 있으니 어쩌면 주제넘은 참견일 수도 있겠다. 그러나 스포츠를 좋아하는 팬의 입장으로서 야구선수, 특히나 마운드에서 이를 악물고 역투하는 투수들의 모습을 볼 때마다 안타까운 마음이 드는 건 어쩔 수 없다.

이 책을 읽을지도 모르는 야구선수나 야구선수 지망생이 있다면 가까운 턱관절 장애 치료 병원을 찾아가보기를 권유한다. 스플린트를 통하여 단순히 턱관절과 치아에 관련된 병을 치료하는 것일 수도 있겠지만, 다른 부위의 통증이나 부상도 보너스로 치료할 수 있고 운동능력도 향상시킬 수 있는 가능성이 아주 높기 때문이다.

이를 악무는 것은 턱관절 한 부위만의 문제가 아니다. 이런 악습관이 계속 이어지다 보면 몸의 전신 균형이 무너져 큰 병으로 악화되기 쉽다. 턱관절의 균형이 무너져 고생을 하는 사례는 앞에서도 충분히 언급했는데, 전신의 균형이 무너진 상황이 되면 사회생활도 제대로 하기 어렵게 된다.

열정적으로 일을 하고 차근차근 자신의 인생을 설계해야 할 그 시간에 몸이 아프다면 어떨까? 그것도 병명도 제대로 파악할 수 없는 통증이 시시때때로 괴롭힌다면 어떨까? 그 누구도 아픈 걸 원하지는 않을 것이다. 어떤 사람이 아픈 걸 원하겠는가? 이 대목에서 나는 상식을 파괴하는 선언을 해보려 한다. 우리가 흔히 관용적으로 사용하는 표현 중에는 이런 문구가 있다.

성공하고 싶은가? 이 악물고 뛰어라!

턱관절을 치료하는 의사로서 이처럼 소름 끼치는 말은 없다! 수사적인 표현이란 걸 알지만 관용적으로 쓰이는 이 표현 때문에 이를 악무는 게 의지의 표명으로 굳어지는 건 반대한다. 아무리 의지의 표현이라지만 그 자체로 보면 우리 건강에 치명적인 악영향을 끼치는 게 바로 이런 '성공 유도 메시지들'이다. 이제 나는 이것을 뒤집으려 한다.

성공하고 싶은가? 이 악물지 마라!

진짜 성공의 제1조건이다! 성공을 위해서는 제일 중요한 게 무엇일까? 투철한 의지? 강철 같은 추진력? 명철한 두뇌? 아니다! 가장 기본이 되는 것은 건강이다! 건강하지 않은 사람이 성공을 말할 수 있을까?

성공하기 위해서라도 우리는 이를 악물어서는 안 된다. 이를 악무는 것뿐만이 아니다. 일상생활에서 작은 습관이나 버릇 몇 가지만 주의한다면 우리는 성공을 위한 필수덕목인 건강을 유지할 수 있다.

턱의 균형은 건강의 균형이고, 건강의 균형은 인생의 성공이다.

:: 2. 깨물거나 빨지 마라

분한 표정을 지을 때 입술을 깨무는 사람이 있다. 초조할 때 손톱을 깨물거나 볼펜이나 연필 끝을 깨무는 사람도 있다. 혀를 깨무는 사람도 드물게 있다. 이러한 행동은 보기에 좋지도 않을 뿐더러 턱에도 좋지 않은 영향을 끼친다. 별 습관이 아닌 것처럼 생각이 되겠지만 이런 작은 습관들이 미세 외상(Microtrauma: 관절부에 장시간 미세하게 가해지는 힘으로 인한 외상을 말한다)으로 이어져 턱관절을 압박하게 된다. 물론 손가락을 빠는 행위도 해서는 안 된다.

손가락을 빨거나 이유기 이후에도 젖 먹는 습관이 남아 있을 경우에는 삼킬 때마다 혀가 치아를 앞으로 내밀게 된다. 우리는 보통 하루에 2000번 이상 삼킨다. 이것을 힘으로 계산하면 약 2kg정도이니 이것이 매일 치아에 가해지면 부정교합을 야기한다. 부정교합이 되면 턱관절 위치에 영향을 주어서 턱관절 장애를 야기하며 전신에 영향을 준다.

또한 삼킬 때에 머리를 앞으로 밀거나 위로 펴게 되어서 목과 어깨 근육을 긴장시켜 턱관절에 영향을 준다('누워서 떡 먹기'라는 말이 있지만 올바른 방법으로 떡 먹는 것은 쉽지 않은가 보다).

:: 3. 턱을 내버려 둬라

새침한 척 고개를 팽팽 돌리기, 턱관절 주변이 뻣뻣한 느낌이 들어 턱을 좌우로 움직이기, 삐쳤다는 것을 알리기 위해 과장되게 턱을 내밀기, 카페에서 턱을 괴고 책을 보기, 좀 놀아본 척 과도하게 오래 껌을 씹는 짓, 귀여운 척하기 위해 틈나는 대로 혀를 내밀기, 바쁘다고 전화기를 턱과 어깨 사이에 끼워서 받기……. 이 모든 행동에 턱은 예민하게 반응한다. 우리가 보기엔 별것 아닌 행동 같은데 이런 소소한 행동들이 턱에는 그대로 부담이 되는 것이다.

턱은 아무 일을 하지 않는 것 같을 때에도 끊임없이 일을 한다. 당장 침을 삼키는 일만 해도 얼마나 고된 일인가? 턱은 너무나 부지런한 기관이다. 턱의 입장에서 보면 위에 열거한 사소한 행동들은 모두 다 부담이 되는 행동들이다.

혀 내밀지 말라는 말은 이해가 잘되지 않을 텐데, 혀를 내미는 사소한 행동 때문에 턱과 목의 근육과 관절이 긴장하게 된다. 같은 의미로 핸드폰을 턱과 어깨 사이에 끼워서 통화하는 것도 턱과 목의 근육을 긴장시킨다. 이럴 때는 차라리 핸즈프리를 쓰도록 하자. 옛 어른들 말씀에 "턱 괴지 마라", "혀 내밀지 마라", "턱 내밀지 마라" 등등은 알고 보면 다 일리가 있는 말인 것이다.

:: 4. 이 갈지 마라

이 가는 행동이 얼마나 위험한 행동인지 이제 이해했을 것이다. 이를 갈 때마다 턱은 무려 120Kg 이상의 힘을 받게 된다. 이런 압력으로 치아는 비정상적으로 마모되고, 턱은 긴장할 수밖에 없게 된다. 이갈이가 심한 사람은 아침에 일어나 턱이 뻐근한 증상을 느끼기도 한다.

이런 긴장이 계속 쌓이다 보면 통증으로 이어지게 된다. 물론 지금 현재의 의학기술로는 이갈이를 100% 완벽하게 막을 방법은 없다. 이갈이의 원인조차 확실히 밝혀진 게 없다. 치아배열 상태의 이상, 심리적 원인(불안과 스트레스), 약물 복용, 유전적 소인, 중추 신경계의 장애 등이 원인 요소라 여겨지고 있으나 그 원인을 정확히 알아내지 못했다. 그러나 이갈이를 막아줄 방지스플린트가 개발돼 있고, 낮에 있었던 스트레스가 밤에 발현된다는 연구결과가 보여주듯이 스트레스를 최대한 완화하는 것이 이갈이에 효과적이라 할 수 있다. 노파심에서 말하지만 스트레스 받는다고 이빨을 뿌드득 가는 행위도 당연히 해서는 안 된다.

이 갈 때 힘은 우리가 음식 씹을 때보다 더 센 힘으로 치아에 전달된다. 이것이 중추신경 및 온몸에 전달되어 영향을 미친다. 또한 이 갈 때에는 근육이 아주 많이 긴장하므로 에너지 또한 많이 소모된다. 이 가는 것은 잠을 자면서 에너지를 충전하는 동시에 사용하는 셈이어서 자고 일어나서도 상쾌하지 않다.

이갈이는 그 소리로 인해 주위 사람들의 수면을 방해하고 정신적인 피해를 준다. 치아나 음식물을 씹는 데 관계하는 턱관절은 수직으로 가해지는 힘은 잘 견디지만 이갈이와 같이 수평 방향으로 가해지는 힘은 잘 견디지 못한다. 그러므로 이갈이가 반복적으로 진행되면 턱을 움직이는 근육들이 반복적으로 비정상적인 힘을 많이 받게 되고, 이로 인해 근육에 묵직하고 뻣뻣한 느낌이나 통증이 발생될 수 있다. 또 턱관절에 소리(관절음)를 발생시키고 통증 및 기능 이상을 일으켜 정상적인 턱 운동을 방해할 수 있다. 뿐만 아니라 이를 갈 때 접촉되는 치아들이 비정상적으로 많이 닳게 되며 이로 인해 치아가 찬물에 시리게 되고 통증이 발생될 수도 있다. 이와 같이 심한 이갈이는 치아뿐만 아니라 턱관절 및 주위 근육에 문제를 일으킬 수 있다.

:: 5. 편애하지 마라

음식을 씹을 때 한쪽으로만 씹는 경우가 있는데 이런 경우에는 치열이 변형되고, 턱 균형을 무너뜨리게 된다. 껌도 마찬가지이다. 껌을 씹으면 인지능력이 향상된다고 해서 권하기도 한다. 껌을 씹을 때에도 한쪽으로만 씹지 말고, 좌우 턱을 골고루 잘 활용해야 한다. 턱은 한쪽만 사랑하는 걸 용납하지 않는다. 균형은 곧 공평을 의미하는 것이다.

턱이 건강하지 않은 사람은 껌 씹는 것이 득보다는 실이 크다. 우리나라 음식은 질겨서 보통 한쪽으로만 갈아서 씹는 경우가 많다. 이것은 매우 좋지 않다. 음식을 먹을 때 입 양쪽에서 동시에 씹는 것이 가장 좋고, 다음으로는 한쪽씩 씹되 좌, 우 5:5로 균일하게 씹는 게 바람직하다. 한쪽으로만 치우쳐 씹는 것은 제일 좋지 않다. 물론 특별한 경우에는 일시적으로 한쪽만 씹기를 권유하는 경우가 있긴 하다.

:: 6. 코로 숨 쉬어라

최근 들어 가장 주목받고 있는 건강법 중 하나가 바로 코로 호흡하기에 관련된 건강법이다. 코로 호흡하지 않으면 활성산소에 관계된 문제도 발생하고, 치아 건강에도 좋지 않다. 입으로 숨을 쉬게 되면 필연적으로 입을 벌려야 한다. 입을 벌리면 침이 마르게 되고, 침이 마르면 입 안이 건조해진다. 침이 있어야만 입 안에 있는 세균을 살균·정화시켜 주는 데, 침이 마르다 보니 충치와 같은 구강질환이 생기게 되는 것이다. 덤으로 입 냄새도 난다.

여기까지는 치아에 관계된 부분인데, 입으로 숨을 쉬면 턱관절에도 좋지 않은 영향을 끼치게 된다. 입으로 호흡하게 되면 필연적으로 턱이 앞으로 나오게 된다. 이와 동시에 목뿔뼈(hyoid bone) 근육이 긴장하게 되어 혀의 위치는 낮아지게 된다. 이런 긴장과 압력이 장기간에 걸쳐 지속되면 부정교합으로 발전할 수도 있다.

이뿐만이 아니다. 뻐드렁니나 주걱턱이 될 수도 있다. 입으로 숨 쉬는 것이 주걱턱을 만든다면 얼핏 이해하기 힘들겠지만, 실제로 그럴 확률이 높다. 입으로 호흡하는 사람은 밥을 먹을 때 보면 입을 가지런히 오므리지 못한다. 밥도 먹어야 하지만 숨도 쉬어야 하기 때문에 자연스럽게 입을 벌리고 먹게 된다. 보기에도 좋지 않고 음식물을 씹는 소리까지 들리게 되므로 식탁 예절로 보면 이만저만한 결례가 아니다.

본인 자신의 건강에 안 좋은 건 말할 것도 없다. 입 안쪽의 기도와 식도가 동시에 작동되어야 하므로 기도에 음식물이 넘어가지 않도록 자연스러운 연속동작으로 치아와 혀를 이용해 입을 막게 된다. 물론 이 모든 과정이 무의식적으로 이루어진다. 이때 지속적인 압력이 혀를 통해 치아에까지 전달된다. 이러한 압력이 계속 전달되어 누적되면 돌출입이 될 수밖에 없는 것이다.

입으로 숨을 쉬는 건 미관상으로도 좋지 않다. 입으로 계속 호흡하게 되면 아랫입술이 두툼해지고 입속이 건조해진다. 당연히 각종 구강질환이 생길 확률이 높다. 입술도 건조해져 입술이 자주 트게 된다.

턱관절과 치아만 놓고 봤을 때에도 이 정도로 많은 이유가 있다. 코로 숨 쉬는 것. 이것이 인간 생체의 진리인 것이다. 생긴 대로 살아야 한다는 것. 진화의 과정이 시키는 대로 살아야 한다는 것. 지혜가 어디 경전 속에만 있겠는가. 자연을 거스르지 않아야 한다는 게 바로 지혜가 아닐까. 지금 당장 코로 숨을 쉬어라.

이상과 같은 6가지 관리비법만 지켜도 당신의 턱은 별 탈 없이 건강을 유지하는 데 도움을 줄 것이다. 건강을 잃으면 명예도, 재산도 다 잃게 된다. 성공을 꿈꾸는 사람이라면 우선 자신의 건강부터 챙겨야 하지 않겠는가? 지금 열거한 6가지 턱관절 관리비법은 보는 이에 따라서 인생의 선물로 다가갈 수도 있다. 일상에서 흔히 볼 수 있는 아주 사소한 습관들의 개선을 통해 지혜로운 삶을 살 수 있는 그런 선물 말이다.

"손톱 좀 깨물지 마. 보기 흉해!"
"어깨 움츠리지 마! 왜 그렇게 소심하게 행동해?"
"혀 내밀지 마라!"

다 어른들이 말씀하시던 잔소리들이다. 그 잔소리들을 그냥 흘려들었는데 이렇게 하나하나 따져보니 다 지혜의 산물 아닌가. 하지 말라는 데에는 다 이유가 있는 것이다. 그리고 이러한 작은 악습관이 하나하나 모이면 우리 몸은 우리도 모르는 사이에 병들게 되는 것이다.

북경에서 나비가 날개 짓을 한 번 하면 뉴욕에선 태풍이 분다고 했다. 카오스 이론의 토대가 되었던 나비효과(butterfly effect)다. 아무렇지 않게 손톱 한번 깨물었다. 왜냐고 물으면 "그냥 습관이다", "무의식적으로"라는 답변이 돌아올 뿐이다. 그러나 이 작은 행동들이 우리 몸에 커다란 통증을 가져온다. 우리가 지금 당장 해야 할 것은 그 날갯짓을 멈추는 것이다. 더 이상 우리 몸에 태풍이 불지 않도록 말이다.

4장

턱의
비밀이
풀리다

거꾸로 매달린 스파이더맨의
턱에서 답을 찾다

턱을 고치러 왔는데 보너스로 다른 부위에 있던 병도 같이 나왔다!
일회성 사건으로 끝났다면 특이체질의 환자에 국한된 문제라고 그냥 넘길 수 있는 있겠지만, 이런 특이체질이 계속해서 발견된다면? 턱관절을 본격적으로 진료하던 초기에 이런 일들이 벌어졌다. 병원에 찾아오는 환자들이 저마다 다른 이유를 말하며 자신의 증상이 호전된 상황을 말하는데, 의사인 내가 제대로 해석을 해주지 못한다면 이 역시 말이 안 되는 것 아닌가?

나는 귀납법(歸納法)을 전제로 턱관절 치료에 대해 살펴보기로 했다. 환자들에게 왜 병이 호전됐는지, 어떤 구조로 통증이 완화됐는지에 대한 해석이 필요한 시점이었다. 당시 나 역시도 궁금했다. 내 앞에 떨어진 질문에 답을 구하고 그 해석까지 완벽하게 해내고 싶었다. 나는 환자들의 상황을 조용히 정리하기 시작했다.

내 나름대로 천천히 준비해보자. 환자 증례를 계속 모으면 데이터가 쌓일 테고 그 데이터를 통해서 천천히 턱관절의 특성을 연구해보자.

무난한 판단이었고, 상식적인 수준의 대응이었다. 일단 많은 증례를 모아서 데이터의 규칙성을 확인하는 것이 모든 치료법 개발의 수순 아닌가? 이때부터 환자들의 증례들을 차근차근 모으기 시작했고 스플린트 치료나 안면비대칭, 부정교합 환자들을 유심히 바라보기 시작했다. 모든 게 순조로웠다. 환자들은 다른 치료 없이도 만성통증에서 해방되는 모습을 곧잘 보여줬고, 턱관절 치료는 축복처럼만 보였다. 그리고 마침내 충격적인 사건이 터졌다.

"제발 이 브라켓(bracket: 치아 교정 장치)인지 뭔지 하는 쇳덩어리 좀 빼줘! 사람 잡으려고 작정했어? 제발 좀 어떻게 해봐!"

환자의 고성이 온 병원을 쩌렁쩌렁 울렸다. 이 환자는 다른 치과에서 치아교정을 위해 브라켓을 장착하고 치아교정을 하던 중이었다. 처음에는 입속에 들어간 브라켓의 이물감 때문에 고생을 했지만 이것도 어느 정도 적응이 되니 큰 무리 없이 넘어갈 수 있었다.

"그동안 콤플렉스였던 치아를 교정할 수 있는데, 이 정도쯤이야."

환자도 웃으면서 교정 후의 자기 모습을 상상했다. 그런데 문제는 이때부터였다. 브라켓이 익숙해질 때부터 몸 여기저기가 아프기 시작한 것이다.

"치아교정 하면서부터 머리가 빠개질 것처럼 아파요. 음식을 제대로 씹을 수 없을 정도로 턱이 뻣뻣하고, 이제는 제대로 누워서 잘 수도 없어요. 지금 저는 모로 누워서 잡니다. 이게 어떻게 된 거죠?"

"치아교정이랑 다른 발병과는 별 상관이 없을 것 같습니다. 혹시 다른 원인이 있는 건 아닌가요?"

"치아교정 때문이라니까요! 치아교정 한 후 지금까지 아무 일도 없었다니까요!"

"처음 치아교정을 하다 보면 치아가 제자리로 돌아가려고 해서 약간 아프긴 합니다만, 곧 진정됩니다."

"치아 문제가 아니라니까요! 이빨이 아픈 게 아닙니다."

"환자분의 치아교정에는 별 문제가 없습니다. 사진을 확인해봐도 정상적으로 교정 중이고, 혹시 브라켓이 맞지 않아서 그럴 수도 있으니까 브라켓을 좀 조절해보는 건 어떻습니까?"

치아 교정을 하던 병원에서는 영문 모를 환자의 하소연에 당황할 수밖에 없었고, 부랴부랴 이 환자의 상태를 점검하고, 브라켓에 무슨 문제가 없는지 확인을 해봤으나 별 문제가 없었다. 아니, 치아교정은 이상적으로 잘 진행되고 있는 상황이었다.

지금 상태에서 치아교정을 포기한다면 그동안 지불한 돈과 시간은 물론 교정한 치아까지 다시 원상태로 돌아갈 수 있는 상황이었다. 원래 치아교정이란 게 2~3년에 걸치는 꽤 큰 치료이다. 사람들은 치아보철기만 착용하면 자연스럽게 치아가 교정되는 줄 아는 데 천만의 말씀이다. 치아 교정은 흐트러진 치열을 확인하고 바르고 예쁜 치열을 만들기 위해 세심하게 압력을 가해 치열을 가지런하게 만드는 작업이다.

석탄이 다이아몬드가 되는 과정이라고 해야 할까? 석탄이나 다이아몬드나 똑같은 탄소 덩어리이지만, 거기에 얼마만 한 열과 압력을 주느냐에 따라 석탄이 되기도 하고, 다이아몬드가 되기도 하는 것이다.

치아 교정도 맥락이 같다. 고르지 못한 치열에 압력을 가해(상당히 세밀한 계산과 기획이 필요하다) 치열을 바르게 만들어가는 것이다. 어쨌든 이 환자는 이 원인 없는 통증에 극도의 불안 상태였고, 처음 치아교정을 시술 받은 치과를 못 믿겠다며 우리 병원까지 찾아오게 된 것이다.

"치아교정은 잘 진행되고 있는데 지금까지 한 치료가 아깝지 않나요? 가급적이면 다시 한 번 생각해보는 것도 나쁘진 않을 거 같은데요?"

"교정기 낀 이후로 계속 온몸이 아파요."

"다른 병원에서는 뭐라고 하나요?"

"원인이 없다는데 낸들 어쩝니까? 교정기 낀 이후로 계속 통증이 몰려와요. 제발 어떻게 좀 해주세요."

이런 경우에는 정말 신중해질 수밖에 없다. 교정치료는 교과서에 실려도 손색이 없을 정도로 착실하게 잘 이루어진 상태였다. 이게 과연 교정 때문인지 고민을 해볼 대목이었다. 머릿속에는 한 단어가 스쳐지나갔지만 좀 더 신중하게 접근해야 했기에 망설이고 있었다. 그러나 그 사이 환자는 더욱더 상황이 나빠졌다. 간간히 밀려왔던 두통은 점차 머리를 쪼개는 것 같은 통증으로 바뀌었고, 허리통증에 의한 불면은 환자를 좀비처럼 퀭한 상태로 만들어 놓았다.

"제발 이 교정기 좀 빼달라니까! 당장 어떻게 좀 해줘!"

통증 앞에서 사람은 무력할 수밖에 없다. 이런 상황에는 백약이 무효다. 결국 환자의 브라켓을 제거하고 서울대 치대로 환자를 전과시켰다. 개업의보다는 대학병원이 나을 거라는 환자의 판단이 묻어 있는 결정이었다. 그리고 그 결정은 '원인 없음'이라는 결과로 되돌아왔다.

"저희 쪽도 다 살펴봤지만 교정치료는 잘 진행된 걸로 확인됐습니다."

이쯤 되면 확신이 섰다. 턱관절 장애(TMD)였다. 결국 그 환자는 자신의 소원이었던 브라켓을 제거했지만 통증에서 해방되지는 못했다. 당시 이 환자는 나에게 뚜렷한 잔상을 남겼다.

턱관절 장애였을 수도 있다.

생각의 종착점이 턱관절로 좁혀졌다. 환자가 더 이상 내원하지 않았기에 이야기는 거기서 끝이 났지만 그 후의 추리와 추론은 끊임없이 머릿속을 파고들었다. 그때까지 턱관절 치료에 대한 느낌은 좋은 면을 우선으로 바라봤다. 아니, 그런 사례들이 전부였다. 정식으로 치료를 한 것도 아니고 사례들을 모으다 보니 좋아진 증례만을 확인하게 된 것이다.

턱의 균형을 잡아주면 몸의 균형은 보너스이다.

그때까지 모았던 증례들이 보여준 결론이 이런 것이었다. 치아교정을 했다가 포기한 환자는 내게 턱에 관한 가장 기본적인 사실을 다시 환기시켜준 셈이다.

턱은 우리 몸에서 가장 예민한 부위이다.

턱을 떠올리는 일반인들의 상상은 현실과 거리가 있다. 일반인들의 상상으로 턱은 위턱과 아래턱의 결합으로 생각한다. 그러나 위턱은 머리뼈에 강력하게 접착돼 있기 때문에 움직이지 않는다. 그리고 턱관절과 관련된 질환은 이 턱뼈에 문제가 생겨 발병한다고 생각한다. 그러나 뼈에 직접적인 문제가 생겨서 턱관절 장애가 생기는 경우는 큰 사고, 이를테면 교통사고나 몽둥이에 맞는다던가 하는 외상, 혹은 골관절염 등에 걸리는 경우를 제외하고는 거의 없다고 보는 것이 맞다.

턱관절 장애의 대부분은 근육과 신경에 문제가 생겨 발병하는 경우가 많다. 툭 까놓고 말해서 **턱이란 아래턱이 위턱에 매달려 있는 형태**라고 말할 수 있다. 여기서 중요한 것이 바로 지구의 중력이다. 중력이 있기 때문에 아래턱은 아래로 내려가려고 할 것이고 이를 받쳐주는 것이 **근육과 인대** 등이다. 머리뼈와 아래턱을 붙잡아 주는 근육은 1년 365일, 24시간 쉬지 않고 일을 한다는 소리다.

사람도 휴식 없이 계속 긴장을 한 상태로 일을 하다 보면 예민해질 수밖에 없듯이 턱 주변의 근육도 항시 긴장된 상태로 일상을 보내는 것이

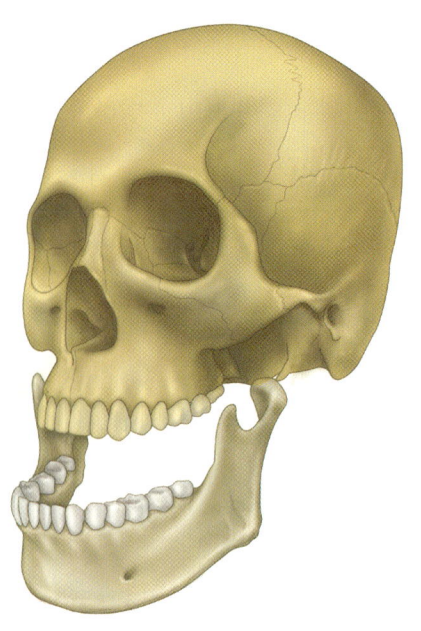

매달려 있는 턱의 형태

다. 문제는 이 긴장된 곳의 위치가 상당히 나쁘다는 것이다. 턱관절을 형성하는 뼈와 뼈 사이의 간격은 불과 2~3mm 정도밖에 되지 않는다. 만약 여기에 사소한 외부자극이 가해져서 약간이라도 뒤틀린다면 어떻게 될까?

작은 톱니바퀴가 빽빽하게 들어차 있는 명품 시계에 작은 모래알갱이를 넣으면 어떻게 될까?

병원 문을 박차고 나간 치아교정 환자의 턱이 바로 그런 경우였다. 문제는 턱! 턱이 답이었던 것이다. 그날부터 나는 다시 불면의 밤을 보내기 시작했다.

　인생의 모토를 스스로 '인생은 해석'이라고 말한 주제에 환자의 병증 하나 제대로 해석해주지 못했다. 턱을 너무 쉽게 바라봤다. 아니, 너무 겸손한 마음을 잊었는지도 모른다. 이제까지 턱의 순기능만 바라봤기 때문에 턱의 위력을 너무 깔봤던 것이다. 턱은…… 보통 각오로 덤벼들 정도로 만만한 상대가 결코 아니다.

　7년 전 그날, 나는 중단했던 턱관절 연구를 본격적으로 다시 시작하기로 결심했다. 내 앞에 놓인 턱이란 상대를 실오라기 하나 남겨 놓지 않고 벗겨 놓겠다고 결심한 것이다.

　내 고민을 날려버린 건 생뚱맞게도 한 편의 영화였다. 그것도 명작 반열에 오르는 작품과는 좀 거리가 있는 할리우드의 블록버스터였다. 그렇다고 내가 지금 블록버스터를 폄하하려는 것은 아니다. 블록버스터에도 참신한 아이디어와 놀라운 직관이 있으며 인간의 꿈과 상상이 기발한 방식으로 표현된다는 데 나는 전적으로 동의한다. 그날 내 고민을 날려준 영화가 바로 이런 작품이었다.

　평소 영화를 자주 보는 편은 아니었는데 그날 따라 소파에 몸을 파묻고 싶어졌다. 왜 그런 날이 있지 않은가? 바쁜 일상의 긴장을 풀고 몸과 마음을 아무렇게나 자유롭게 놓아두고 싶을 때! 어려운 문제를 풀려고 애쓸수록 잘되지 않아서 "에라 모르겠다!" 하면서 자기를 내려놓고 싶을 때!

소파에 몸을 맡긴 채로 느긋하게 TV를 보던 그때 「스파이더맨」이 방영되고 있었다. 정확히 말하면 「스파이더맨 2」였다. 정신없이 악당과 싸우면서 뉴욕의 평화를 위해 빌딩 숲을 날아다니는 피터 파커를 무신경하게 보다가 어느 순간 두 눈이 번쩍 뜨였다.

영감은 그렇게 찾아왔다. 내 안의 간절한 물음과 영화의 명장면이 만나는 그때, 짧은 순간의 황홀한 스파크가 일어났다. 미켈란젤로가 「아담의 창조」에서 표현하고 싶었던 것도 바로 이런 순간이 아니었을까? 하늘의 천사들과 함께 아담을 향해 손가락을 뻗고 있는 하느님. 막 잠에서 깨어난 듯한 몽롱한 표정의 아담이 그 손가락을 향해 자신의 손가락을 뻗는 순간, 닿을 듯한 거리의 두 손가락 사이에서 일어나는 강력한 예술적 스파크! 성서에 따르면 흙으로 만든 사람에게 생기가 전해지는 바로 그런 순간처럼 내게도 그 순간 무언가가 만들어지고 있었다.

바로 스파이더맨이 거꾸로 매달려 여자주인공과 키스를 하는 장면이었다. 스파이더맨의 상징이라 할 수 있는 거미가면이 딱 코까지만 올라간 상태에서 여주인공과 나누는 키스. 옆에 있던 딸이 저 장면이 「스파이더맨」의 명장면이라며 찬사를 보내던 그때, 내 눈은 스파이더맨의 유니폼에 홀린 듯 고정돼 있었다.

"그냥 날아다닐 때는 몰랐는데 저렇게 턱만 살짝 보일 정도로 벗으니까 눈에 확 뜨이네."

"그죠? 토비 맥과이어 귀엽죠?"

"귀엽네……, 아니. 고맙네."

"어쩐 일이세요? 이런 영화 안 좋아하셨잖아요?"

"앞으로 영화 좋아해야겠다."

"네?"

우리의 영웅, 아니 나의 영웅인 스파이더맨의 유니폼을 자세히 살펴봤다. 라텍스 계열로 만든 그리 비싸 보이지 않는 영웅의 옷. 온통 빨간색, 파란색의 원색으로 도색한 약간 촌스러운 색감. 그리고 온몸을 가로세로로 지나가는 수많은 거미줄! 그 거미줄이 몸을 따라 올라가면서 목을 지나 턱에 와서 모인다. 그리고 스파이더맨은 복면을 살짝 벗어 여주인공과 키스를 한다. 턱만 살짝 벗은 그 모습을 보면서 난 강렬한 뭔가를 느끼게 됐다.

몸은 턱과 연결되어 있다. 스파이더맨의 유니폼처럼 온몸의 신경과 근육은 턱으로 몰려 있는 게 아닐까? 물론 모든 근육과 신경이 턱에 몰려 있는 건 아니지만 그에 상응할 만한 뭔가가 있다. 턱과 몸은 연결되어 있다!

어린 시절 시골집 처마에 걸려 있던 거미줄이 떠오르기 시작했다. 영화 속의 한 장면이 나를 아득한 기억의 창고 속으로 안내했다. 내 기억의 창고 속에 저장되어 있던 거미줄의 경험은 자연스럽게 술술 풀려나왔.

거미는 거미줄을 치고 나서 몸을 감춘다. 그러고는 먹이가 거미줄에 걸리길 느긋하게 기다린다. 그러다가 먹이가 걸리면 재빨리 나타나 이 먹이를 거미줄로 돌돌 말아버린다. 이때 거미는 먹이가 거미줄에 걸린

4장. 턱의 비밀이 풀리다

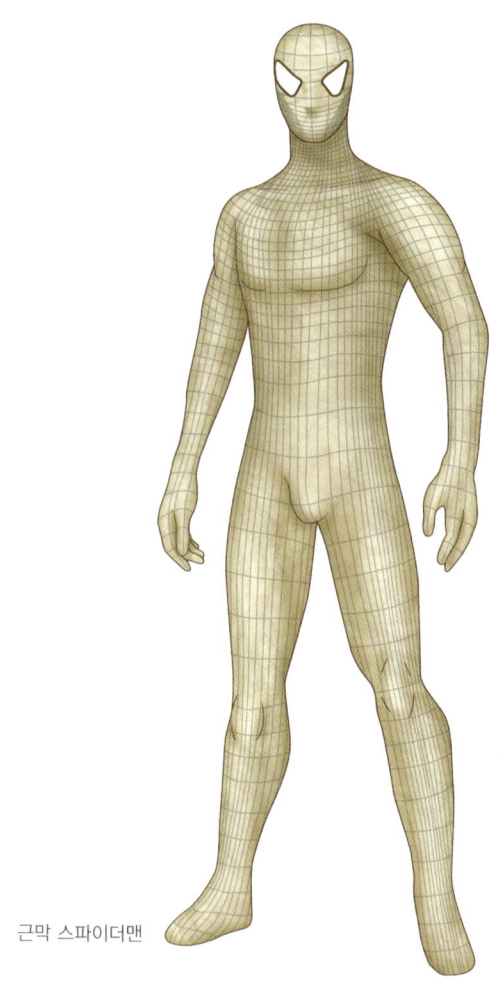

근막 스파이더맨

걸 어떻게 알았을까? 어떻게 알았을까? 어떻게……? 어떻게……? 그때 번개처럼 나의 뇌를 때리는 단어가 있었다. 진동! 그래 진동이 바로 원리였고, 그것이 곧 실제였다. 거미줄이 출렁이는 그 진동 때문에 거미가 움직인 것이다.

"거미줄이었어!"

나도 모르게 나온 소리였다. 고대 그리스의 수학자이자 물리학자인 아르키메데스가 비정형체의 부피 측정 방법을 고민하다가 목욕탕에서 그 아이디어를 찾아내고서는 "유레카"를 외쳤을 때의 분위기가 아마도 이랬을 테지……. 나 역시 그 순간만큼은 알몸으로 뛰쳐나간 아르키메데스의 기분이 들었다. 고대 그리스에서는 유레카였을지 몰라도 21세기 대한민국에서만큼은 거미줄이 내 고민의 출구이자 한 줄기 빛이었다. 거미줄이라는 이름이 유레카보다 촌스러울지는 몰라도 나는 날아갈 듯이 기뻤다. 「스파이더맨 2」를 통해 얻은 결론은 간단했다.

작은 진동이 온 거미줄을 울린다. 그것처럼 우리 몸도 모두 공명하는 것일지도 모른다. 생각이 여기에 미치자 출구가 보이기 시작했다.

턱이 온몸과 공명한다면 이제껏 턱 하나만 바라보며 연구한 건 방향성이 잘못된 게 아닐까? 몸 전체를 바라본다면 해답이 나올 수 있을지도 모른다.

「스파이더맨 2」의 감독인 샘 레이미, 스파이더맨인 토비 맥과이어, 여자 주인공이었던 커스틴 던스트에게 무한한 감사를 보내야 했다. 아니, 스파이더맨의 원작자인 '마블 코믹스(Marvel Universe Comic Pack)' 관계자들에게 감사 편지라도 보내고 싶은 저녁이었다.

21세기 보완대체의학의 신세계

영화 이야기를 좀 더 해보기로 하자. 덴젤 워싱턴(Denzel Washington) 주연의 「존 큐(john Q)」라는 영화가 있다. 아들이 심장이식수술을 받아야 하는데 보험 혜택이 거절되는 바람에 아들의 죽음을 바라보기만 해야 했던 아버지가 인질극을 벌이는 영화이다.

사람들은 이 영화를 보며 따뜻한 부성애를 말하는데 난 이 영화를 보며 미국의 의료체계에 대해 강한 의문이 들었다. 요즘 젊은 사람들이 자주 보는 미국 의학드라마들을 봐도 이러한 이야기들은 쉽게 확인할 수 있다. 보험 때문에 의사와 환자가 결혼하고(「그레이 아나토미」), 보험이 없는 중증 환자가 간단한 진통제 처방만 받고 쫓겨나듯 병원 응급실을 나가는 경우(「ER」)가 비일비재하다. 미국 의료체계, 확실히 문제가 많은 것이다.

내가 이렇게 미국 의료체계에 대한 영상물을 언급하는 이유는 보완대체의학에 관한 이야기를 하기 위해서다. 서구 사회에서 대체의학은 이미 일상이며 현실이다. 그중에서 미국은 선구적인 역할을 하고 있다.

"미국 드라마를 보면 전부 ER(병원 응급실)로 뛰어가는데, 무슨 소리냐? 보완대체의학이라면 미국 사람들이 침 맞고 한약 다려먹는다는 소린데, 그게 말이 되냐?"

"선진의료기술은 전부 미국에서 나오는데, 그 사람들이 뭐가 아쉬워서 대체의학을 찾느냐?"

"객관적이고 과학적인 걸 중시하는 서양 사람들이 그런 사이비 같은 치료를 받는다는 게 말이 되느냐?"

보통 이런 반응을 보일 것이다. 일단 이야기를 계속하기 전에 보완대체의학에 대한 명확한 정의부터 내리고 시작해야겠다. 서양에서(콕 찍어 미국을 지칭한다면) 보완대체의학이란 '과학적 근거가 부족하여 주류의학(서양의학)의 범주에 속하지 않는 치료법 혹은 보건의료시스템이나 상품을 판매하는 것'을 의미한다. 세계 보건기구의 정의에 따르면 '해당 국가의 전통의 일부가 아니고 주류 의료체계에 통합되지 않은 다양한 부류의 건강관리 행위'를 뜻한다.

이를 다시 분류하면 보완의학(補完醫學)과 대체의학(代替醫學)으로 나눌 수 있는데, 보완의학이란 서양의학의 보완제 개념으로 접근하는 치료법이다. 이를테면 심장수술을 한 환자의 통증을 완화시키기 위해 진통제를 처방했는데, 그 처방의 효과를 높이기 위해 병실에 아로마 향기요법을 시술하는 것을 보완의학이라고 정의할 수 있겠다.

대체의학은 말 그대로 서양의학을 대체하는 의학이라고 생각하면 된다. 예를 들어 위암에 걸린 환자가 있는데, 일반적인 수술이나 항암치료 대신 생식이나 침, 뜸 같은 치료를 하는 것을 말한다.

그렇다면 미국에서는 이런 보완대체의학에 대해 사회적으로 어떤 평가가 내려지고 있을까?

1992년 미국 정부는 보완대체의학의 효과를 인정해 국립보건연구원 산하에 '국립보완대체의학센터(National Center for Complementary and Alternative Medicine, NCCAM)'를 설치, 운영하고 있다. 2009년 국립보건원이 이 분야에 지원한 총 연구비는 2억 9천500만 달러이다.

2007년 미국 국립보건연구원의 조사결과 미국 성인의 38.3%가 보완대체의학을 이용한 경험이 있었다. 미국인이 1년간 보완대체의학에 사용한 비용은 약 339억 달러로 이는 미국 전 국민 의료비의 1.5%, 전체 본인 부담 의료비의 11.2%를 차지했다. 미국의 대표적인 민간보험인 건강유지기구(HMO: Health Maintenance Organization)의 조사에 따르면 67%의 HMO가 한 종류 이상의 보완대체의학을 급여하고 있다.

이미 미국에서 보완대체의학은 주류의 한 자리를 차지하고 있다. 어째서 미국은 이런 보완대체의학에 열광하는 것일까? 그 이유는 크게 3가지 정도로 분석할 수 있다.

첫째, 의료비의 과도한 부담이다. 앞에서 언급한 미국 드라마나 영화에서 보여주듯이(이를 못 봤다면, 마이클 무어 감독의 2008년 작 「식코(Sicko)」를 보면 이해가 빠를 것이다) 미국의 의료비는 한국에 비해 엄청나게 비싸다. 외국으로 유학을 가거나 이민을 가는 사람들에게 항생제를 꼭 챙겨가라는 조언들이 끊이지 않는 이유가 다 있는 것이다. 항생제 처방전 한 장이 수백 달러를 호가하는 것이 미국의 현실이다. 이러다 보니 환자들이 경제적으로 많은 부담을 느끼게 된다. 결국 이런 부담감의 탈출구가 보완대체의학이란 것이다.

둘째, 다민족 국가라는 미국의 특징이다. 수많은 나라의 수많은 민족들이 들어와 미국이란 큰 용광로 안에서 녹아버린(meltdown) 것이 현재의 미국이다. 이 과정에서 수많은 민족들이 가지고 있었던 고유의 의료체계들이 스며든 것이다.

셋째, 당연한 이야기겠지만 효과다. 아무리 의료비가 부담이 되고, 다민족 국가이기에 많은 보완대체의학을 접할 수 있다곤 하지만, 그 보완대체의학이 효과가 없다면 과연 이렇게 돈을 투자해 연구를 하고 실생활에서 활용될 수 있을까? 실적 앞에서 미국인들은 합리적인 선택을 한 것이다.

정말 신세계란 표현 말고는 달리 형언할 단어가 없었다. 하버드에 있는 수많은 보완대체의학 논문은 기본이며, 미국이란 나라에서는 이 보완대체의학에 대한 체계화, 분류화가 이미 완벽하게 정리돼 있었다. 그뿐만이 아니었다. 이 보완대체의학에 대한 국가적 관리를 위해 보완대체의학 종사자들에 대한 면허 획득과 행정적 관리감독의 책임소재까지 분명하게 정해놓아서 혹시 모를 의료사고와 의료분쟁에 대한 책임소재를 분명히 했다. 이는 상당히 인상적인데 주정부 허가사항과 신고사항, 연방정부 허가사항까지 세부적으로 분류해 놓았다. 그 자체로 국가가 공식적으로 인정했다는 의미여서 우리나라에서 생각하는 개념과 많이 다르다.

흥미 있는 사실은 우리나라가 의료의 영역이라고 생각하지 않는 카이로프랙틱(chiropractic)과 CRA(Contact Reflex Analysis: 접촉 반응 검사법)도 미국에서는 보완대체의학이란 이름으로 의료의 한 범주로 분류되고 있다는 것이다. 용어가 생소할지도 모르겠지만 카이로프랙틱과 CRA는 이미 일상에서 우리와 함께하고 있다.

카이로프랙틱(chiropractic)이라고 하니 어렵게만 느껴지는 것 같은데 알고 보면 우리가 일상에서 흔히 볼 수 있는 마사지, 추나 요법, 지압 등과 그 궤를 같이하는 치료다. 단어의 어원을 거슬러 올라가면 더 확실해지는데, 손을 뜻하는 그리스어 cheir와 치료를 뜻하는 praktikos의 합성어가 바로 카이로프랙틱이다. 이 카이로프랙틱의 정의를 살펴보면 좀 더 친숙하게 다가갈 것이다.

카이로프랙틱 치료의 이론적인 근거는 숙련자의 손기술을 통해 척추의 후관절(facet joint)에 관절운동범위를 약간 넘도록 고속, 저강도의 자극을 가하여 후관절을 늘려주면 후관절의 비정상적인 배열을 교정할 수 있고, 이를 통해 전체 척추의 비정상적인 배열을 교정하고 신경이 눌리는 부분을 풀어줄 수 있다.

우리가 알고 있는 지압시술이나 마사지와 비슷한 느낌이 들지 않는가? 앞에서 언급한 민간보험인 건강유지기구(HMO)의 보완대체의학 급여기록을 확인해보면 카이로프랙틱에 지급하는 비용이 전체 보완대체의학 급여기록의 65%를 차지하고 있다(2위는 31%를 차지한 침술이었다). 현재 미국에는 약 5만여 명의 카이로프랙틱 의사가 종사하고 있으며, 미국인들은 연간 13억 달러 정도를 카이로프랙틱 치료에 사용하고 있다. 이미 카이로프랙틱은 미국인 20명 중 1명이 이용할 정도로 대중화된 치료다.

자, 여기서 우리는 의문을 가져야 한다. 마사지나 지압을 받으면 무거웠던 몸이 가벼워진 느낌과 함께 몸에 있는 묵은 통증이 사라지는 느낌을 받게 된다(마사지나 지압을 경험해보지 않은 사람은 논외로 치겠다). 우리는 아무런 의심 없이 지압을 받고, 마사지를 받으면 몸의 피로가 사라진다는 걸 경험으로 알고 있다.

척추가 아픈 사람이 지압이나 마사지를 받으면 그 부위의 통증이 완화된다. 상식적으로 마사지나 안마의 경우는 근육이 뭉치거나 아픈 경우에 그 부위를 자극하면 통증이 완화된다고 생각하는 것인데, 어떻게 근육 안에 깊숙이 숨어 있는 척추 같은 부위에 영향을 주는 것일까? 또한 이런 자극을 통해서 혈액순환의 활성화는 물론 몸의 피로도 사라지는 것은 어떤 이유에서일까?

미국은 이 의문에 보완대체의학이란 답을 제시한 것이다. 여기서 우리가 주목해야 할 것은 앞에서 언급한 카이로프랙틱의 정의이다. 우리 몸은 개별 단위로 떨어져 있는 별개의 존재가 아니라 하나로 연결돼 유기적으로 소통하는 전체 단위의 네트워크를 가지고 있는 것이다.

이러한 정의는 CRA에서 정점에 이른다. CRA는 간단히 설명하자면 사람이 앓고 있는 질병을 기계적인 진단장비 없이 사람의 손으로 간단하게 진단하는 기술이라 생각하면 된다(O-ring 테스트를 연상하면 빠를 것이다).

CRA의 기준으로 보면 사람의 몸은 매일 수많은 에너지가 만들어져 온몸에 구불구불 놓여 있는 수천 킬로미터나 되는 방대한 중앙신경과 말초신경을 통해 몸 구석구석에 전달된다는 것이다. 여기서 에너지가 만들어지는 것은 심장이고, 그 에너지를 저장하는 것은 두뇌가 된다. 문제는 어느 순간 어떤 요인에 의해 이 에너지 순환과 저장 흐름이 방해된다면 병이 발병된다는 것이다. CRA 검사는 이런 흐름과 흐름이 막히는 원인을 적은 비용으로 빠르게 찾아내 병을 치료하는 방법이다.

미국이란 나라의 특별한 의료체계가 CRA 이론의 발전과 활성화에 영향을 끼쳤다. 앞에서도 언급했지만 미국의 의료비는 상상을 초월할 정도로 비싸다. 이러다 보니 미국에서는 환자들이 병증을 확인하면 일단 자기 집 근처에 있는 가장 큰 도서관에 가서는 자신의 증상을 찾아본다. 요즘은 인터넷으로 대체됐지만 어쨌든 환자 스스로가 자신의 증상을 확인하고 대체적인 병의 윤곽과 치료법을 확인하고 나서는 병의 치료를 위한 구체적인 행동에 나선다. 의료소비자로서의 주체적인 행동을 보이는 것은 보기 좋으나 그 동기를 생각하다 보면 어딘지 서글픈 마음이 드는 것도 사실이다.

이미 미국을 중심으로 선진국에서는 몸을 부위별로 나눠 치료하는 개념이 아니라 온몸을 통합적으로 바라보는 통합 의학적 접근을 시도하고 있다. 이런 시도들 중에서도 내 시선을 잡아끌었던 것이 바로 근막이완요법(MFR: Myofascial Release)학파에서 주창하는 근막이론이었다. 우선 근막이 무엇인지 설명이 필요할 듯하다.

근막(muscle fascia): 골격근조직은 다수의 근섬유가 병렬로 나란히 서 다발을 구성하고 그 전체의 표면이 치밀한 두꺼운 결합조직의 막에 의해 덮여 있다. 이 막을 근막이라고 하고 이것에 의해 피하조직과 골격근조직이 구분되고 있다. 구성성분의 주체는 콜라겐섬유이고, 미량의 엘라스틴 섬유도 함유된다.

간단히 말해서 뼈와 근육, 신경 등을 감싼 막이라고 생각하면 된다. 아마 일반 독자라면 근막이라는 단어를 이 책을 통해서 처음으로 접한

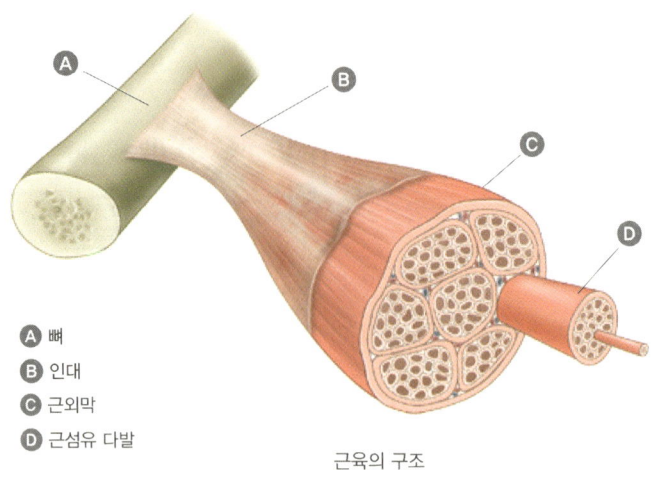

- Ⓐ 뼈
- Ⓑ 인대
- Ⓒ 근외막
- Ⓓ 근섬유 다발

근육의 구조

사람이 대부분일 것이다. 뼈, 근육, 신경 등은 우리가 일상에서 쉽게 듣는 단어들이지만, 이를 감싸는 막이 있다는 말은 처음 들었을 것이다. 그런데 이 생소한 막이 우리 인체의 균형을 잡는 데 중요한 역할을 한다는 것이 근막이완요법 학파의 주장이다. 이들의 주장을 살펴보면 다음과 같이 정리할 수 있다.

인체의 균형과 불균형은 근막 구조의 제한과 이동성 이상에서 발생한다. 인체의 근막이 서로 들러붙어 근막들 사이의 공간이 좁혀지거나 어그러지면 근막과 근육의 움직임이 제한돼 인체의 불균형을 초래한다. 한 마디로 우리 몸을 감싸고 있는 근막에 문제가 생기면 인체 전체에 영향을 끼친다는 것이다. 여기서 중요한 것이 근막과 근막 사이의 균형과 공간의 확보다. 만약 이런 공간이 확보되지 못하면 근막과 근육의 움직임은 제한되고, 이로 인해 근육이 뻣뻣해지게 된다. 이런 상태를 근막통증 증후군이라고 말한다.

근막이완요법은 이런 불균형을 해소하기 위해 가벼운 신체 접촉을 통해(지압이나 마사지보다 그 강도가 덜하다) 근육계의 균형 및 부교감 신경을 자극해 막 구조의 이상을 치유, 궁극적으로 인체의 균형을 되찾는 치료요법이다.

제과점에서 파는 샌드위치를 생각해보자. 두 장의 빵 사이에 햄과 각종 채소, 마요네즈, 치즈가 들어 있다. 그 위를 랩으로 감싼다. 그런 다음 이 샌드위치를 꽉 눌러보라. 어떻게 되겠는가? 빵 사이에 내용물은 다 삐져나오려고 발버둥 칠 것이다. 그러나 샌드위치를 감싸고 있는 랩 때문에 다 빠져나오지 않는다는 것이다. 이렇게 삐져나오려는 샌드위치를 손으로 다시 다듬어 정상적인 형태로 바꾸는 것이 근막이완요법이다.

카이로프랙틱(chiropractic), 근막이완요법(MFR: Myofascial Release) 그리고 CRA(Contact Reflex Analysis)까지……, 이제까지 언급했던 보완대체의학 등은 나에게 새로운 영감과 자신감을 불어넣어 주었다.

이제 세계의 의학은 서양의학의 한계를 극복하기 위한 움직임을 보여주고 있다. 그 움직임의 핵심은 인간의 몸을 부분 부분으로 나눠서 보는 단락적 사고가 아니라 몸 전체를 하나의 단위로 생각하는 통합의 모습이다. 이런 움직임은 궁극적으로 통합의학(Integrative Medicine)을 지향하는 모습으로 발전하고 있다. 통합의학으로 향하는 이 거대한 시대의 흐름 앞에서 '턱'은 그 흐름의 방향을 결정짓는 키워드로 자리할 것이다.

우리가 이제까지 상식으로 생각했던 서양의학이 변화의 국면을 맞이한 것이다. 분명히 말하지만, 서양의학의 성과에 대한 폄훼의 의도는 손톱만큼도 없다. 14세기 프랑스에서 한때 인간의 사망 원인이 무엇인가에 대한 논란이 잠시 있었다.

과연 인간은 왜 죽는 걸까? 아니, 인간의 죽음의 원인은 무엇일까?
이런 의문을 가지고 당대의 석학들이 저마다 의견을 말했지만 논의는 곧 수그러들었다. 왜 그랬을까? 당시 프랑스인들의 평균 수명은 26세에 불과했다. 인간의 진정한 사망 원인이 무엇인지 말하기에는 그 수명이 너무 짧았던 것이다.

인종과 국가의 편차는 있지만, 이 짧은 인간의 수명을 서양의학은 평균 80세까지 올려놓았다. 적어도 수명과 관련한 현 단계의 모든 성과는 서양의학이 우리에게 가져다준 선물이라고 말해도 무방하다. 그러나 21세기의 의학은 서양의학에게 한 걸음 더 나아가라고 말하고 있다. 그리고 그 한 걸음을 더 떼기 위해 지금 이 시간에도 수많은 학자들과 의사들이 치료와 연구에 집중하고 있다.

그러나 언제나 그렇지만 첫 발을 떼는 자들에게는 따가운 시선이 따라올 수밖에 없다. 그게 역사의 법칙이고 인간사의 평범한 진리이다. 이 시선을 외면하거나 부정하고 싶은 생각은 없다. 다만, 한 가지 말하고 싶은 것은 우리가 지금 상식으로 생각하고 있는 의학의 역사는 시대의 흐름과 기술의 진보 앞에서 수많은 도전과 응전 그리고 변화를 강요받았다는 점이다. 독자들에게 간단한 질문을 하나 던져보겠다.

사람은 어떻게 태어나는 걸까?

의무교육을 제대로 받았다면, 아니 중학교 생물 시간에 졸지만 않았다면 쉽게 대답할 것이다.

정자와 난자가 만나 수정란이 되면 세포분화를 일으켜서……

이게 지금의 상식이다. 그러나 현미경이 발명되기 이전에는 정자 안에는 아주 작은 사람이 들어가 있고, 이 정자가 여자의 자궁 속에 들어가 난자와 만나 자란다고 믿었다. 얼토당토않은 이야기라고? 이 이론은 현미경이 발명돼 발생학(發生學)이 자리 잡기 전까지 서양의학의 상식이었다. 기술의 진보와 시대의 흐름 앞에서 절대라는 말은 없다. 지금은 또다른 절대와 상식을 수정하거나 넘어서려는 과정 중이다.

근막연결이론의 완성

2010년 여름, 나는 2편의 논문 원고를 완성했다.

치아 교합 및 턱관절의 상태와 전신 건강과의 상관관계: 1부, '치아 교합 및 턱관절의 상태는 전신 건강에 영향을 준다'

치아 교합 및 턱관절의 상태와 전신 건강과의 상관관계: 2부, '턱관절은 근막을 통하여 전신과 연결되어 있다'

이 두 편의 논문을 출력한 직후 그 첫 장에 손을 올렸을 때의 온기를 평생 잊지 못할 것이다. 턱관절 연구를 결심했을 때의 순간, 연구 과정에서 겪었던 갈등과 고민 등이 짧은 순간 머릿속에 회오리쳤다. 턱관절 치료라는 생소한 영역으로 뛰어든 평범한 치과의사······. 성공이 보장되지도 않은 곳으로 뛰어들 생각을 한 건 무슨 이유였을까? 내가 확신하는 턱관절 치료의 원리가 논리 정연하게 세워지지 않았기 때문이었다. 이 시선을 거둬내기 위해서는 턱관절 치료에 대한 논리를 세우고 이를 인정받아야 했다. 지금 생각해봐도 무슨 배짱인지 모르겠다. 어려운 결심이기도 했지만, 30년 동안 환자들만 봐왔던 치과의사가 학술계에 뛰어들기에는 너무나 많은 장애물들이 있었다.

하지만 결심했다.

SCI에 논문을 등재하고 말리라.

SCI는 '과학기술논문 색인지수(Science Citation Index)'라고 풀이할 수 있다. 미국 과학정보연구소(ISI)라는 기관이 국가의 과학기술력을 나타내는 척도로 1960년대부터 사용해온 지수다. 한 마디로 말해서 SCI에 등재된 논문은 과학적 인증을 받은, 보관할 가치가 있는 논문이란 평가를 받는다는 것이다. 전 세계에서 발간되는 학술지 중 5,200종만이 SCI 집계에 들어가는데, 이 데이터베이스에 들어간다는 것은 그 자체로 과학적인 인증을 받았다는 의미다.

두 편의 논문을 완성한 순간 7년 동안의 노력과 열정이 이 논문을 통해 보상받는 느낌이었다. 논문의 내용은 이러하다.

1부인 「치아 교합 및 턱관절의 상태는 전신 건강에 영향을 준다」는 올바른 교합과 턱관절 상태는 전신 자세유지 및 시선의 안정성, 신체의 전반적인 건강과 기능 유지에 영향을 준다는 내용이다. 그러므로 이러한 상관관계에 관한 통합의학적 연구 및 기전(mechanism) 규명이 필요하다는 것으로 논문을 정리했다.

2부인 「턱관절은 근막을 통하여 전신과 연결되어 있다」는 내 7년 연구의 핵심이다. 앞에서도 언급했던 보완대체의학의 학설들 중에서 근막이완요법(MFR: Myofascial Release)학파와 중의학(TCM : traditional chinese medicine, 우리나라는 한의학이 포함된다)에서 제시하는(이들의 공통분모라 할 수 있는) 근막을 핵심주제로 잡았다.

인체의 균형과 불균형은 근막 구조의 제한과 이동성 이상에서 발생한다. 인체의 근막이 서로 들러붙어 근막들 사이의 공간이 좁혀지거나 어그러지면 근막과 근육의 움직임이 제한돼 인체의 불균형을 초래한다.

경락이란 기혈(氣血)이 흐르는 길이다. 여기서 기혈이란 몸에 영양분을 공급하고 병과 싸우는 역할을 하는데 혈관과는 다른 개념이다. 이 경락은 다시 경맥(經脈)과 락맥(絡脈)으로 나뉜다. 경맥은 기혈이 흐르는 경로이고, 락맥은 다른 경락과의 연락을 담당하는 노선이다. 여기서 경맥은 내장 장기와 일정한 연계를 가지고 있어서 내장에 이상이 생기면 경락에 일정한 반응이 나타난다.

첫 번째 근막에 관한 정의는 근막이완요법 학파가 내린 근막의 불균형과 인체의 상관관계에 대한 주장이다. 두 번째 경락에 관한 정의 역시 중의학을 설명하면서 언급한 내용이다.

여기서 나는 두 가지 가설을 만들어 보았다.

제1가설은 턱관절과 전신은 근막이완요법(MFR)학파에서 제시하는 근막을 통하여 연결됐다는 가설이다.

제2가설은 중의학(TCM)에서 제시하는 근막으로 이루어진 경락을 통하여 턱관절과 전신은 연결됐다는 가설이다.

제1가설과 제2가설을 조합한 기전을 통해 치아 교합 및 턱관절이 전신과 연결돼 있다는 걸 설명할 수 있다. 이 대목에서 나는 근막이완요법 학파에서 제시하는 근막이론과는 다른 이론(異論)을 제시했다. 근막이완요법 학파에서 제시한 근막의 형태는 샌드위치였다.

인체의 근막이 서로 들러붙어 근막들 사이의 공간이 좁혀지거나 어그러지면 근막과 근육의 움직임이 제한돼 인체의 불균형을 초래한다. 예를 들면 사람의 몸에 있는 근막은 샌드위치와 같다. 하나의 랩에 빵과 햄, 채소 등이 들어가 있는 상태다. 이런 샌드위치가 여러 개 쌓여 있는 것이 사람 몸이다.

즉 근막과 근막이 연결돼 있는 것이 사람이고, 그 근막 사이의 부조화와 충돌로 통증이나 병이 발생할 수 있다는 것이다. 그리고 이 통증과 질병을 치료하기 위해서 근막이완요법 학파는 이상이 생긴 근막 부위에 힘을 가해 근막과 근육을 풀어주는 것이다.

그러나 내 생각은 좀 다르다. 앞에서 「스파이더맨 2」에 관련된 이야기를 했던 걸 기억하면 이해가 훨씬 빠를 것이다.

근막은 하나하나 떨어져 각자 반응하는 것이 아니라 몸 전체의 근막이 하나로 연결돼 있다. 그리고 그 근막들은 목을 거쳐 턱 주변을 지나간다. 가장 민감하며, 12개의 신경세포다발 중에서 가장 중요한 9개가 지나가는 턱 주변에 근막이 모여 있는 것이다.

스파이더맨이 입고 있는 유니폼의 거미줄을 생각하면 된다. 그 거미줄 하나하나가 경락의 혈도이며 가로세로로 이어진 거미줄의 정사각형 공간들은 근막으로 생각해보라. 이해가 되는가? 그 모든 거미줄이 모이는 관문이 결국 턱이다(토비 맥과이어에게 다시 감사의 마음을 보낸다). 이 턱에 문제가 생겨 작은 불균형이라도 생기면 이는 신경을 압박하고 근막에 영향을 끼쳐 인체에 영향을 가한다는 것이다.

그렇다면 몸의 문제를 어떻게 대처해야 할까? 근막이완요법에서 말하는 병과 통증의 치료란 것은 해당 부위(개별의 샌드위치)를 치료한다는 개념이지만, 근막연결이론을 주창한 내 생각은 좀 다르다.

모든 근막은 결론에 가서는 턱과 그 주변부를 지나간다. 이는 다시 말해 턱을 통제하면 온몸을 통제할 수 있다는 것이다. 일단 턱 균형을 잡아주고 이를 통해 온몸의 균형을 되찾아주면 우리 몸의 질병은 상당부분 통제가 가능하다.

축구로 비유하자면 근막이완요법 학파는 스위퍼(Sweeper: 골키퍼 앞을 지키는 수비수)나 스토퍼(Stopper: 상대 공격수를 전담 방어하는 수비수)

의 역할이다. 상대팀의 스트라이커가 드리블을 하며 우리 문전으로 치고 들어올 때 스토퍼가 막아선다. 스토퍼가 막지 못하면 최종 수비수라 할 수 있는 스위퍼가 사생결단의 마음으로 스트라이커를 막아선다.

근막이완요법은 통증이나 이상증세가 발생하면 그제야 활약을 한다(근막이완요법에 대한 폄하의 의도는 아니다). 수비의 본질이 수동적일 수밖에 없지 않은가?

반면 턱관절 치료는 상당히 공격적이다. 축구로 치면 스트라이커다. 국지적으로 치고 들어오는 상대방 스트라이커들을 수비하기 급급한 게 아니라 상대방 골문 앞에 들어가 골을 넣어버리는 것이다.

턱관절의 균형을 처음부터 잡아주면 우리 몸에 발생하는 상당수의 병을 막아낼 수 있다. 근막이완요법은 전술적으로 지지 않는 치료를 한다면 근막연결이론은 턱관절을 통해 건강이라는 승리를 챙기는 전략적 치료이다. 7년에 걸친 연구의 정수(精髓)인 이 2편의 논문은 바로 이 말을 하기 위한 디딤돌인 것이다.

이러한 수많은 노력과 고뇌 끝에 논문이 완성되었지만, 그게 끝이 아니었다. 이제부터가 본격적인 시작이었다. 논문을 '발표'해야 했다. 연구 성과를 발표하고 검증을 통과해 인정을 받아야 실제 의료현장에서 활용할 수 있었다. 원고가 완성되고 나니 마음이 급했다.

'SCI급 논문을 발표하자!'

지인들과 동료들의 응원에 힘입어 논문을 게재할 학술지를 찾기 시작했다. 앞에서 잠깐 언급했지만, SCI의 색인에 들어가기 위해서는 SCI가 인정한 학술지에 논문을 게재해야 한다. 전 세계 5,200종의 과학·의학 학술지 중 한 곳을 찾아야 한다. 물론 국내에도 12종의 학술지가 있다. 처음에는 국내 학술지에 게재할까 잠시 고민했지만, 이제 막 걸음마를 뗀 보완대체의학이란 분야에 대한 관심도가 낮고, 아직까지 각각의 전문 분야를 중심으로 구동하는 의료 시스템 앞에서 턱관절 치료와 근막연결이론이 '밥그릇 싸움'으로 매도될 수 있다는 노파심에 국내 학술지 게재는 일찌감치 제외했다. 오해의 소지는 최대한 피하고 싶었다.

턱관절 치료는 아직까지 변방의 학문이다. 지금 '턱관절 치료'를 카테고리 상으로 분류한다면 '보완대체의학'이라고 정의할 수 있다. 그렇게 해서 찾아낸 학술지가 〈보완대체의학저널(The Journal of Alternative and Complementary Medicine)〉이었다. 〈보완대체의학저널〉은 보완대체의학에 관련된 임상개념과 증례보고를 활발히 게재하는 보완대체의학의 선도자격인 학술지였다.

그렇게 문치과 병원을 주 저자로 한 2편의 논문이 〈보완대체의학저널〉의 담당 편집자의 이메일로 날아가게 된다. 그렇게 한참이 지난 어느 날 이제는 포기하고 다른 학술지를 찾아야 할까 고민하던 그때 보완대체의학저널에서 연락이 왔다.

문치과 병원을 주저자로 한 2편의 논문, 「치아 교합 및 턱관절의 상태와 전신 건강과의 상관관계: 1부 '치아 교합 및 턱관절의 상태는 전신 건강에 영향을 준다'」와 「치아 교합 및 턱관절의 상태와 전신 건강과의 상관관계: 2부 '턱관절은 근막을 통하여 전신과 연결되어 있다'」를 〈보완대체의학저널〉에 게재하기로 결정했습니다. 축하드립니다.

「근막연결이론」이 과학적인 검증을 통과했다는 소리다. 이제 「근막연결이론」은 SCI의 색인에 등록돼 전 세계 어디에서든 턱관절 치료를 연구하는 의료인들과 학자들에게 참고자료로 쓰인다는 것이다. 솔직히 말해 당시에는 실감이 잘 나지 않았다. 7년을 하루같이 턱만 생각하고 살아오다 보니 당연하다는 생각이 들었다고 할까?

내 무신경함을 깨뜨려준 건 보완대체의학 세미나에 참석한 동료 의사들과 주변의 반응이었다. 졸지에 세미나는 근막연결이론의 완성 축하연 분위기로 변했다. 그때 발제자에게는 지금도 송구스런 마음이다. 어정쩡하게 일어나 고개를 숙이는 내 등 뒤로 울리는 박수소리. 그제야 나는 「근막연결이론」의 완성을 실감했다.

보완대체의학저널에 논문 게재가 결정되고 나서도 내 일상은 변하지 않았다. 결정되는 과정이 좀 길었기에 그 사이에 마음을 많이 졸여서 그랬을까? 마음을 비우고 변함없이 일상생활에 전념했기에 딱히 어떤 감흥이 있었던 건 아니었다.

그렇게 바쁜 일상과 연말연시의 들뜬 분위기가 지나가고 나서야 편하게 의자에 기댈 짬이 생겼다. 보통 환자진료가 끝나면 연구실 아니면 서재 책상에 앉아 환자 진료 기록지를 검토하던가, 보완대체의학에 대한 논문을 살펴보곤 했는데, 나의 논문이 등재되고 난 다음 일상에 진공 상태가 생겨버린 것이다.

"이제 뭐하지?"

무심결에 튀어나온 말이다. 15년 전에 턱관절 장애에 대한 정보를 확인했고, 그 뒤로 쭉 관심을 가지고 지켜보다 8년 만에 모든 걸 다 접고 턱관절 연구에 뛰어들었다. 그 뒤로 7년간 오로지 턱만 바라보고 살았다. 낮에는 환자를 진료하고 밤에는 이를 체계화시켜 치료의 근거와 턱관절 치료의 논리적 메커니즘을 찾아내겠다며 자료 속에 파묻혀 지냈다. 이제 좀 즐기며 살아야지 않겠냐며 쉬엄쉬엄 하라는 충고를 들었을 때는 있는 돈 없는 돈 다 털어서 '턱균형 연구소'를 만들어 화답했다.

이제 턱관절 치료에 대한 나의 해석은 끝났다. 치료에 대한 노하우나 임상경험은 이제까지 해온 데이터가 증명해줄 것이고, 그 치료원리에 대해선 내 2편의 논문으로 충족될 것이다. 그렇다면 할 일은 무엇이 있을까? 7년간의 폭풍이 지나간 뒤의 적막 속에서 나는 내 결과물을 이 세상에 알리고 턱관절 장애란 말을 없애야겠다는 결심을 하게 됐다. 이 땅에서 턱관절 장애란 말을 사어(死語)로 만들 수 있다는 신념과 용기가 새로 솟구치는 것이었다. 내 인생의 2막이 이제 막 시작하려고 한다.

천 명의 환자,
천 개의 스플린트

턱관절 연구에 본격적으로 뛰어들고 나서 환자들의 이야기를 듣다가 뜻밖의 이야기를 접하게 됐다.

"몸이 나아진다니 어떻게든 치료는 계속 받겠는데 이 스플린트 때문에 너무 힘듭니다. 이물감은 둘째 치고, 너무 갑갑해서 이것 때문에 다른 병이 걸릴 지경이에요."

환자들이 이구동성으로 말하는 것이 스플린트에 대한 거부감이었다. 이 당시만 하더라도 스플린트란 치료기구는 위턱과 아래턱에 동시에 장착하는 트윈 블록(twin block)식이었다. 이 때문에 스플린트를 입 안에 넣는 것 자체가 환자에게는 큰 부담이었고, 이물감과 치아 내에서의 움직임 때문에 스플린트 착용을 꺼려하는 경향이 많았다.

'2~3주 정도면 이물감에도 익숙해지고, 스플린트가 뻑뻑하게 느껴지는 건 치료의 강도를 조절하면 될 텐데…….'

이런 생각을 하다가 퍼뜩 정신이 들었던 때가 있다. 바로 나에게 턱관절의 무서움을 온몸으로 알려준 브라켓(bracket: 치아 교정 장치) 시술 환자를 만난 것이다. 환자가 느끼는 고통과 의사가 짐작하는 고통은 다를 것이다. 의사는 경험과 머리로만 생각하지만 환자는 고통과 직접 맞닿아 있지 않은가? 생각이 여기에 미치자 어디로 가야 할지 방향성이 명확해졌다.

"나는 말로만 하는 치료를 하고 있었다. 내가 직접 겪어보고 경험해봐야 한다. 환자들의 고통을 알아야 환자에게 가까이 다가갈 수 있다."

환자와의 관계가 밀접해질 수밖에 없는 턱관절 치료 앞에서 나는 스스로가 '마루타'가 되는 임상실험을 선택하게 됐다. 환자와 똑같은 스플린트를 제작해 장착했던 것이다. 말 그대로 장착이었다.

'이거 좀 무거워 보이는데? 낄 때 아픈 거 아닐까?'

환자들에게 스플린트를 시술할 때는 "조금 이물감이 느껴지실 겁니다. 그 이물감도 계속 착용하시면 2~3주 안에 없어지고요. 좀 뻑뻑한 느낌이 들더라도 처음 얼마 동안만 그런 거니까 너무 걱정하지 마세요"라고 말하던 내가 막상 내 치아에 딱 들어맞는 스플린트를 보니 묘한 감정이 들었다. 어쨌든 환자를 위한 것이라고, 턱관절 장애 연구를 위한 것이라고 스스로를 다독여가며 스플린트를 장착했는데, 첫 느낌이 참⋯⋯ 구렸다.

"이 정도의 이물감이었나? 뭐 이렇게 딱딱해? 그리고 뭐가 이렇게 무거워?"

당시의 스플린트는 무겁고 딱딱했으며 이물감도 꽤 크게 느껴졌다. 처음으로 스플린트를 장착했을 때 내 머릿속에 스쳐지나간 건 그동안 턱관절 장애 치료를 했던 환자들이었다.

'아⋯⋯ 환자들에게 못할 짓을 했구나. 미안하네.'

분명 문제가 있었다. 이 정도이니까 환자들이 이물감을 느끼고 불편함을 호소했던 것이다. 이 정도의 이물감이면 시술 자체로도 환자에게 충분히 고통이 따를 것이다. 사람은 본능적으로 고통을 회피하려 한다. 그렇다는 건 치료 효율이 떨어진다는 소리다. 뭔가 개선책이 필요했다.

'가벼워야 한다. 지금 스플린트는 너무 무거워.'

일단 무게를 줄이는 것부터 생각했다. 그다음이 강도의 조정이었다. 치료 효과를 생각한다면 강도는 당연히 높은 게 좋다. 고정을 시켜야 하니까 말이다. 강도를 담보하자니 무게가 무거워지는 건 필연적이다. 소재가 한정적이다 보니 재질을 바꿔 무게를 경감시키는 것에도 한계가 있었다. 생각들이 바쁘게 교차했다.

'지금 현존하는 스플린트로 환자들을 계속 치료할 수는 없다. 이물감도 이물감이지만, 이 빡빡한 구조로는 치료하러 왔다가 오히려 병을 얻을 수도 있다. 무엇보다도 치료 효과를 위해서도 개선은 필요하다.'

직접 스플린트를 착용하고 나서 사흘 만에 내린 결론이었다. 그다음부터는 새로운 스플린트 개발을 위한 사투였다. 당시 목표로 삼았던 것은 세 가지였다.

첫째, 이물감의 최소화

둘째, 무게의 경감

셋째, 그러면서도 치료효과는 동등 이상인 스플린트

두드리면 열린다고 했던가? 고심 끝에 생각해 낸 방법이 바로 싱글 블록(single block) 방식이었다. 기존의 트윈 블록 방식은 치아 고정과 교정에만 초점이 맞춰져 있어 환자들의 착용감에 대한 배려가 적었다. 싱글 블록인 경우에는 당장 이물감이 적고 가볍기 때문에 착용에 부담감도 적다. 문제는 강도와 치료 효과였다. 소재는 어차피 레진, 실리콘과 같이 불활성 물질을 사용하는 것이니 강도의 차이만 주면 불편함도 덜 할 것 같았다.

'보기 좋은 떡이 먹기도 좋다고 하잖아. 기왕이면 예쁘게 만들어볼까?'

스플린트 제작에 발맞춰 눈 뜬 내 심미관(!) 덕분에 새로운 스플린트는 거의 반투명 상태로 만들어지게 됐다.

'사람들이 치료 받는 걸 모를 정도로 만들어보자.'

무게도 가벼워지고, 주변인들이 눈치 채지 못할 정도로 작은 사이즈에 착용감도 좋고, 이물감이 거의 없는 스플린트! 분명 꿈같은 스플린트일 것이다.

'보기 좋고 착용감 좋고 이물감이 없는 것까지는 좋다. 그러나 스플린트의 착용 목적은 치료이지 않는가? 마우스피스를 개발하는 게 아니라 치료 효과를 극대화할 수 있는 스플린트를 만들어야 한다!'

이런 말들이 나올 법한데, 결론부터 말하자면 이런 스플린트는 내 손에 의해 개발되었다. 기존 스플린트와는 전혀 다른 스플린트! 바로 '아큐파이저(Acupizer)'의 탄생이다.

"24시간 침을 맞는 효과(Acupuncture: 침술)라는 의미로 아큐파이저라 명명했습니다. 실제로 가볍고 이물감도 거의 없습니다. 앞으로 '문치과 병원'에서는 아큐파이저만을 사용할 겁니다."

'문치과 병원'만의 스플린트, 아큐파이저(Acupizer). 이로써 '문치과 병원'은 진정한 의미에서 턱관절 장애 치료병원의 모든 걸 갖추게 된 셈이었다. 이제까지 말해왔지만 턱관절 장애 치료 방법이란 턱의 무너진 균형을 찾아가는 방식으로 진행됐다. 이 무너진 균형을 맞추기 위해 환자들은 스플린트를 활용한 치료를 받는 것이다. 이때 사용되는 스플린트는 100% 핸드메이드 맞춤 생산이 될 수밖에 없다. 사람마다 치아 구조가 다르기 때문에 기성복처럼 30사이즈, 32사이즈 같은 통계치가 나올 수가 없을 뿐더러 수mm 차이의 균형점을 찾아가는 치료에서 다른 사람의 치아 사이즈에 맞출 수는 없지 않은가? 이 기본 스플린트에 턱관절의 치료 진도에 맞춰 조정 작업을 하는 것이 스플린트 치료의 기본이었다.

그러나 이런 스플린트 치료에도 많은 문제점이 있다. 24시간 스플린트를 착용하고 생활한다는 게 영 불편할 수밖에 없는 것이다. 밥 먹을 때, 잠잘 때는 어찌해야 하는가? 물론 착용을 하고 잠잘 수는 있을 것이다. 그러나 그 불편함은 말로 형언하기 어려울 정도다.

이에 비하면 아큐파이저는 밥 먹을 때를 제외하고 24시간 착용이 가능하도록 개발된 스플린트다.

'내가 착용할 수 없는 걸 환자들에게 시술할 수는 없다. 내가 직접 착용하고 문제점이 없으면 그때부터 환자에게 시술하자.'

기존 스플린트에 대한 임상실험 끝에 내린 다짐이었다. 그리고 이 다짐은 아큐파이저 프로토타입(prototype)의 완성과 함께 실천에 옮기게 됐다. 나는 아큐파이저를 개발한 이래로 지금까지 거의 습관처럼 아큐파이저를 착용하고 생활을 한다. 가끔 환자들 앞에서 발음이 새서 문제이지만 불편함이나 이물감은 느껴지지 않는다. 마치 몸의 일부가 된 느낌이랄까? 주관적인 판단일 수도 있겠지만 아큐파이저 덕분에 몸 상태가 더 균형이 잡히는 느낌이다. 지극히 개인적인 생각이고 주관적인 느낌이지만 스스로가 가뿐하게 느껴진다면 그 자체로 만족하면 될 것이다.

뻔하고도 신비로운,
'문형주식' 턱관절 치료법 6단계

어떤 방법으로 턱관절을 치료하는지 궁금해할 독자를 위해 치료의 방법론을 잠깐 설명하겠다.

치료의 목표는 턱관절과 치아의 이상적인 교합이다. 이 이상적인 교합을 위해 좌우 턱의 균형과 조화를 위해 스플린트를 장착한다. 스플린트를 장착한 이후 교합을 점점 맞춰 나가는 과정이 시작된다. 이때 교합을 맞춰나가는 기간은 짧으면 3개월, 좀 심각한 경우에는 1년이 넘는다. 그런 다음 최적의 교합을 얻게 되면 완치 판정을 내리는 것이다.

지금 언급한 치료법은 일반적인 턱관절 치료의 방법론 중 하나이다. 각각의 병원, 개개의 의사에 따라 차이가 있을 것이다. 나 역시도 나만의 방식이 있다. 같이 근무하는 간호사들의 표현으론 대학 논술시험이나 신입사원 면접을 보는 느낌이란다. 사실 나는 일반적인 턱관절 장애 치료에 대해서 접근방식이 좀 다르다.

턱관절 치료의 성패는 환자와의 첫 면담 1시간 안에 결정이 난다.

이게 바로 내 지론이다. 7년간의 턱관절치료 경험을 통해 턱관절 장애 치료 자체의 어려움에 대해서는 대처 가능한 방안들이 머릿속에 그려진다. 솔직히 말하자면 환자의 치료에 대한 의지만 확고하다면 턱관절 장애 치료의 8할은 이미 성취했다고 본다.

이러한 내 생각 때문에 '문치과 병원'의 치료법은 좀 특이하다. 오죽하면 간호사들이 신입사원 면접을 보는 느낌이라고 할까? 독자들에게는 계속 냄새만 풍겼는데, 이쯤에서 '문치과 병원'만의 턱관절 치료방법을 공개하겠다. 치료의 단계는 크게 6단계로 나누어진다.

1단계: 상담

턱관절이 불편해 찾아오는 환자들은 1차적으로 간호사의 도움을 받아 꽤 긴 시험(?)을 봐야 한다. 문항을 보니 정확히 110문항인 이 '환자 자가 진단표'는 환자가 어떤 증상을 보이는지 환자 스스로가 다시 한 번 검토하는 시간이 된다. 본인 스스로가 명확히 자기 몸을 알아야지만 병을 치료할 수 있는 것이 아닌가? 특히나 턱관절 장애 치료에서는 이 부분이 더 중요하다. 환자의 의지가 치료의 결과를 좌우하는 턱관절 치료에 있어서 환자의 현재 상태를 본인 스스로가 확인하고 이를 인지하는 것이 중요하다.

이런 확인 작업에는 부수적인 효과도 있는데, 본인 스스로가 자기의 증상을 명확히 인지한 상태에서 치료에 들어가면 동기 부여가 된다는 것이다. 시간이 지날수록 점점 좋아지는 자신의 몸 상태를 비교할 수 있기 때문이다. 가끔 "병 고치러 왔는데 의사 만나기 전에 시험부터 보는 거냐?"라며 불평을 늘어놓는 환자도 있지만 치료 기간이 흐르면 '시험'의 이유를 납득하게 된다.

또한 생활습관을 면밀히 확인해야 한다. 하루에 무슨 일을 하고 어떤 활동을 하는지 체크하며 습관, 버릇, 취미 등을 파악하기도 한다. 심지어 스트레스 지수도 체크해본다. 환자는 치과 치료 받으러 왔다가 자신의 몸에 대한 모든 것을 파악하게 되는 것이다. 이것은 매우 중요하다. 턱관절은 매 순간 매순간 나의 행동들에 따라서 영향을 많이 받기 때문이다.

2단계: 강요(?)가 섞여 있는 권고

'환자 자가 진단표'를 작성한 환자와 나의 진지한 상담이 이어진다. 진단표를 검토하고, 환자의 병명을 듣고, 지금 환자의 몸 상태를 문진을 통해서 확인한 다음에 하는 첫 마디는 이렇다.

"정형외과나 내과 쪽에 갔다 오셨어요? 안 갔다 오셨어요? 그러면 일단 다른 병원을 갔다 오시죠."

기껏 턱관절 장애를 치료하러 왔는데, 다른 병원을 가라니……, 환자들의 반응은 거의 비슷하다. '뭐, 이런 의사가 있어?' 그래도 난 다른 병원을 먼저 들러보라고 권한다. 솔직히 권한다는 표현에다 강조점을 찍어야 할 것 같다. '강요가 섞여 있는 권고', 이 표현이 적확하다. 이런 권고는 환자를 위해서도 그리고 턱관절 치료를 하는 의사를 위해서도 꼭 필요한 조치라고 본다.

환자의 경우는 혹시나 모를 다른 결과, 즉 턱관절 장애가 아닌 다른 질병일 수도 있는 상황을 확인할 기회를 얻게 되는 것이다. 턱관절 장애라고 굳게 믿고 있는 상태에서 반년 넘게 치료를 받았는데 나중에 알고 보니 다른 병이었다면 얼마나 황당하겠는가? 황당한 건 둘째 치고, 치료를 받는 동안 들어간 정신적, 물질적 노력은 어디서 보상을 받아야 하는가?

물론 병원에서 구체적인 병명을 확인하지 못하고 돌아올 수도 있다. 그러나 그 자체로 병원을 한번 다녀온 효과는 충분히 얻을 수 있다. 환자 스스로도 자신의 병을 명확히 인지할 수 있고 치료에 임하는 각오를 다잡을 수 있기 때문이다.

치료를 담당하는 의사로서도 다른 병원을 다녀오는 것은 긍정적인 효과를 기대할 수 있다. 사람의 생명, 건강을 담당하는 의사로서 환자의 병증을 여러 각도에서 검토하는 것은 당연한 수순이다. 턱관절 치료가 만병통치라고 말할 순 없다. 모든 걸 턱관절 장애에 초점을 맞춰두고 해당 부위의 전문의 소견을 무시한다면 통합의학의 길을 말하는 턱관절 치료 본래의 의도와는 전혀 상반된 모습을 보이는 게 아닌가? 솔직히 여기에는 내 개인의 자존심도 조금은 묻어 있다.

현재 턱관절 치료를 바라보는 시선은 생소함이다. 우리나라에선 '다름'을 '틀림'으로 받아들이는 사고방식이 일반적이다. 즉 생소한 학문에 대한 배타성이 높다. 이런 상황에서 굳이 오해를 살 만한 행동은 하고 싶지 않다.

턱관절 치료는 만병통치라서 무슨 병이든 다 고친다!

만약 이런 선전을 한다면 일반인들이 믿겠는가? 의료사기로 고소당하지 않으면 다행일 것이다. 이는 물론 다른 전문 분야를 연구하는 동료 의료인들에게도 실례가 되는 행동일 것이다. 앞에서도 말했지만 턱관절 치료는 만병통치의 신기술이 아니다. 밝혀진 것보다 밝혀지지 않은 게 더 많은 미지의 학문이다. 그렇기에 더 매력적이고 연구해볼 가치가 있는 것이다.

아직 그 속살을 다 헤쳐보지도 않았는데 턱관절은 우리에게 수많은 과실들을 안겨줬다. 이 과실에 대한 제대로 된 평가나 분석이 이루어지지 않은 이때 작은 성과에 취해 분별없는 행동을 하고 싶지는 않다. 천천히, 그러나 우직하게…… 역사는 그렇게 바뀌는 것이다.

3단계: 선택

의사가 환자를 선택해서 받는다. 정말 말도 안 되는 소리다. 경제적 차이, 사회적 신분에 따른 차별, 지역이나 인종, 국적에 따른 환자에 대한 차별행위는 있어선 안 된다. 그러나 턱관절 치료에 있어서는 예외조항이 필요하다. 그 예외조항의 기준점은 '환자의 의지'다.

모든 질병의 치료가 다 그렇겠지만 특히나 턱관절 치료는 인내와의 싸움이다. 최소 3개월, 어떤 경우엔 1년이 넘는 경우도 있다. 그 사이에 약을 처방받거나 수술을 받는 등 눈에 띄는 처방이나 치료행위가 있는 것도 아니다.

기다림. 바로 이것이다. 자기 자신과 의사를 믿고 턱의 균형이 복원될 때까지 천천히, 천천히 기다리는 것이다. 증상이 서서히 좋아지는 것을 느낄 것이다. 마음 수양, 즉 마음의 안정에도 도움이 되니 일석이조의 효과가 있다. 거듭 강조하지만, 턱관절 치료는 인내와의 싸움이다.

입 안에 장착해야 하는 스플린트의 이물감, 기약 없는 치료기간 앞에서 환자는 편한 길을 선택하게 된다. 어느 정도 치료의 성과가 보일 때쯤 "이 정도면 되지 않을까?"라고 스스로 완치됐다 진단 내리고 치료를 중단한다.

'빨리빨리 문화'로 대변되는 한국인의 조급함. 이 조급함에 절박함이 가세하면서 만성질환에 시달리는 환자들은 결과를 바로 보고 싶어한다. 문제는 이런 조급함이 치료에는 도움이 되지 않는다는 점이다.

이런 경험이 반복되다 보니 환자와의 첫 면담 때가 되면 자연스럽게 환자의 성격이 어떤가를 유심히 살펴보게 됐다. 수많은 환자를 상대하다 보니 대략 성격에 대해서는 윤곽을 잡을 수 있다. 환자를 선택한다는 다소 과격한 표현을 썼는데, 이는 선택이라기보다 '환자의 의지'와 그 '성격'을 살펴본다는 의미다.

4단계: 치료계획 설정

턱관절 장애 진단을 받았고 완치를 하겠다는 의지까지 확인하고 나면 치료계획을 설명하게 된다. 사람의 몸은 모두 제각각 다르다. 또한 증상도 천차만별이다. 그렇기에 환자마다 그 치료계획은 다를 수밖에 없다. 특히나 턱관절 치료의 경우는 시간과 압력을 통해 천천히 균형점을 찾아나가는 '호흡의 치료'다. 어느 순간에는 짧은 호흡으로 툭툭 치고 나갈 수도 있지만, 다른 때에는 긴 호흡으로 턱관절에 무리가 가지 않는 방향을 찾아야 할 때도 있다.

환자가 완벽하게 교합이 된, 이상적인 턱관절 형태를 미리 그려놓고 그 모습을 향해 환자와 호흡을 같이하며, 환자의 변화에 따라 그때그때 치료계획을 수정해 나가는 방식이다. 그렇기에 처음 계획을 수립할 때부터 신중할 수밖에 없다.

5단계: 치료

턱관절 치료의 성패는 환자의 의지와 노력이 좌우한다. 의사는 환자의 의지가 꺾이지 않도록 치료기간 내내 용기를 북돋아주고, 환자의 치료 상태에 따라 치료계획을 수정하고, 시기별로 가장 '최적화'된 교합을 찾아 균형을 조절한다. 그렇게 조심스럽게 턱관절이 가장 좋았던 '최적의 시기'에 맞춰 균형을 찾아가는 것이다.

이때의 심정은 도공이 가마에 불을 넣는 심정이다. 불을 너무 세게 넣으면 도자기가 터져버리고, 반대로 적게 넣으면 제대로 구워지지 않아

금이 가는 것처럼, 환자의 시기별 균형 정도를 노심초사 체크하고 다음 행보를 고민해야 한다.

턱관절 치료는 믿음과 소통이 필수이다. 의사의 지시는 믿음으로 따르고, 불편함이나 특이사항은 가감 없이 의사와 소통해야 한다. 의문과 의심은 다르다. 의문으로 다가와서 의사소통을 하며 맞춰 나가는 게 중요하다. 강요 섞인 부분이 있더라도 치료 프로그램을 이해하고 따라주었을 때 치료의 효과는 극대화된다. 좋은 치료는 환자의 협조가 필수이다.

또 하나 주의사항은 나태해짐을 두려워하는 것이다. 턱관절 치료는 한 번에 모든 증상이 없어지고 치료가 완결되는 마술 같은 치료가 아니다. 턱관절 치료는 치료하는 과정 속에 증상들이 하나 둘씩 좋아지게 된다. 그러다 보니 환자들은 어느 정도 증상이 좋아지면 주관적인 생각으로 판단하고 행동하게 된다. 스스로 "이 정도면 됐어" 하고 치료를 정리하는 경우가 더러 있다.

이건 결코 안 될 일이다. 신체적으로 느끼는 정도가 치료의 끝은 아니다. 턱이 균형을 찾을 때까지 믿고 따라가는 것이 중요하다.

6단계: 치료 후의 관리

턱관절 장애는 누차에 걸쳐 말했듯이 겨우 수mm 차이 때문에 발생하는 병증이다. 중요한 건 그 수mm의 차이가 선천적인 요인보다는 개개인의 잘못된 습관 혹은 일상생활에서 일어나는 '사건'들 때문에 생긴다는 것이다. 음식을 한쪽으로만 씹는다거나, 잠을 잘 때 엎드려 자거나 옆으로 누워 잔다거나 하는 아주 사소한 생활습관이 턱관절 장애로 이어진다는 것이다. 다시 말하자면 자기 자신이 어떤 노력을 하느냐에 따라 그 예후가 달라지는 것이다. 턱관절은 치료도 중요하지만 이후의 관리가 더 중요하다.

여기까지가 '문치과 병원'의 치료법이다. 상세하게 설명했으니 일반 독자들도 턱관절 장애 치료가 어떤 방식으로 이루어지는지 짐작할 수 있을 것이다. 턱관절 장애 치료는 그 치료법에서 보는 것처럼 일반 질병을 치료하는 방식과는 많이 다르다. 병증 부위에 직접 약물을 투여하거나 환부에 직접 시술을 하는 게 아니라 몸 전체를 생각하고 턱 부위의 균형을 찾아가는 치료가 턱관절 장애 치료의 핵심인 것이다.

턱은 균형을 원한다. 턱의 균형이 무너지면 턱은 균형을 찾아달라는 메시지를 사람에게 보낸다. 그 메시지란 것이 사람과 사람의 대화처럼 평화적이었으면 좋겠지만, 턱은 평화적인 대화 대신 '통증'이라는 아주 짧고 확실한 수단으로 자신의 불편한 심기를 사람에게 전달한다.

턱은 달래줘야 하고 이야기를 들어줘야 하며 언제나 관심을 원하는 예민한 녀석이다. 배알이 꼬이고 자존심이 상할 수도 있지만, 턱에게 관심을 가져주고 달래줘야만 한다. 그 녀석은 우리 몸을 쥐락펴락 하는 '트리거포인트(Trigger point)'이기 때문이다. 언제나 그랬듯 관심을 받는 만큼 좋은 결과를 얻을 수 있다.

턱 관리가 당신의 노년을 좌우한다

5장

턱은 내 몸의
바로미터

사람이 가진 가장 소중한 재산이 뭘까? 돈? 집? 땅? 아니다. 바로 시간이다. 이 세상에서 가장 공평하면서 또한 가장 냉정한 재산이 바로 시간이다. 그 사람의 집안이 좋든 나쁘든, 재산이 많든 적든 간에 시간은 만인에게 평등하게 작동한다. 한 가지 고무적인 건 인간의 평균수명이 계속 늘어나고 있다는 점이다.

1988년 남녀 평균수명이 처음으로 70세를 돌파하였고, 2010년 기준으로는 79.4세(남: 75.9세, 여: 82.5세)에 달한다. 시간은 인간이 가진 가장 큰 재산인데, 그 재산이 늘어나고 있으니 기쁜 일이 아닌가? 여기에 기쁜 소식을 하나 더 말씀드릴까 한다.

1945년 해방 이후 우리나라의 평균 수명은 매 2년마다 1년씩 증가하고 있다.

2년마다 1년씩 평균 수명이 증가하는 건 충분한 영양섭취와 의학 기술의 발달에 힘입은 결과다. 이런 추세라면 1975년생 남자는 평균 94.28세의 수명을 누릴 수 있게 된다. 이제 100살을 바라보는 건 꿈이 아니란 소리다.

여기까지는 수명에 관한 기분 좋은 통계를 말한 것이고, 이제 좀 어두운 이야기를 해야 할 것 같다. 한국인은 평균적으로 생애 마지막 11년은 병을 앓다가 죽는다는 통계다. 요즘 정치권에서 제일 많이 나오는 말 중 하나가 '삶의 질'이라는 말이 있다. 마찬가지로 수명에도 질이 있으니 바로 건강수명이다. 한 사람이 99세까지 그 수명을 다 누리는데 그 수명의 질이 형편없이 떨어진다면(30년을 병치레로 낭비한다면 어떨까?) 그 삶은 행복한 것일까? 차라리 65세에 그 수명을 다했지만 죽는 그 순간까지 편안하게 살다가 죽는 삶이 더 행복한 것이 아닐까?

이제 우리는 오래 사는 것만큼이나 건강하게 사는 것의 중요성을 인식하게 됐다. 그렇다면 건강하게 살기 위해서는 어떤 준비를 해야 할까? 건강수명이란 단어 뒤에는 의료비와 삶의 질이라는 단어가 숨어 있다. 아프면 당연히 병원을 가야 하고 병원을 가면 의료비가 증가할 수밖에 없다. 11년의 병치레는 삶의 질을 피폐하게 만들 수밖에 없다. 해답은 명확하다.

아프지 말아야 한다.

너무나 단순하면서도 확실한 해답이다. 아프지 않다면, 아니 아프더라도 최대한 짧게 아프다면 우리의 의료비 지출은 줄일 수 있고 그와 반비례해 삶의 질은 높아질 것이다. 누구나 아는 당연한 사실이다. 그러나 이 당연한 사실을 우리는 까맣게 잊고 지내왔다.

'아프면 병원 가면 되지.'

'요즘 의학이 발달돼서 어지간한 병은 병원에서 다 고쳐.'

이런 안일한 생각 때문에 병은 병대로 키우고, 병원비는 병원비대로 더 지출하게 된다. 이제 앞으로의 의학은 병이 발생하면 치료하는 치료의학에서 예방의학(preventive medicine)으로 패러다임의 변화를 모색해야 할 시점이다.

질병이 발생하기 전에 미리 파악해 치료한다면 환자의 삶의 질을 향상시키는 것뿐 아니라 의료비도 획기적으로 줄일 수 있다. 아프기 전에 병을 치료한다는 개념이다. 이제 의학의 패러다임이 변화하고 있는 것이다. 미국의 오바마 대통령은 지난 2009년 미 의회 연두교서(State of Union Message)를 발표하면서 예방의학에 대한 대단위 투자를 언급했다. 미국 내 의료비 지출의 폭발적인 증가를 억제하고, 미국인들의 삶의 질을 향상시키겠다는 오바마의 의료정책 구상이었다. 이런 의료구상은 급속도로 노령화 사회로 접어드는 대한민국에도 시사하는 바가 크다.

병원은 병을 고치는 곳이기도 하지만, 병을 예방하는 곳이기도 하다.

앞으로 대한민국의 병원은 병을 고치는 곳이 아니라 예방하는 곳으로 바뀌어야 한다. 그리고 이러한 변화의 한가운데 턱이 있다는 것을 나는 당당히 말할 수 있다.

턱관절로
삶을 '리셋'하라

사람들은 대부분 성장기가 끝나는 24살 무렵부터 생리적인 퇴화과정이 서서히 시작되지만 이때는 노화의 느낌이 전혀 들지 않는다. 그러나 35~40살이 되면 기능적으로 신체의 노쇠화 현상이 진행되고 말 그대로 노화를 몸으로 느끼게 된다.

이때쯤 되면 피하지방이 감소하게 되고 땀샘이 위축된다. 이로 인해 우리가 흔히 아는 주름살이 늘어나게 되고, 피부는 건조해진다. 피부가 건조해지면 가려움을 느끼게 되는데 나이 들수록 등 긁어주는 걸 좋아하는 이유가 바로 여기에 있다.

늙으면 맛을 구별하는 능력도 떨어진다. 혀 속에 있는 미각세포가 죽어가기 때문이다. 폐의 산소 확산작용이 떨어져 조금만 걸어도 숨이 차게 된다. 손이 덜덜 떨리고 발이 잘 떨어지지 않는 것도 노화 때문이다. 나이가 들면 뇌의 크기가 줄어들어 손발 놀림이 둔해지기 때문이다. 어린 학생들이 성장판이 닫히기 전에 빨리 크겠다며 철봉에 거꾸로 매달려 있는 동안 노인들은 뼈의 질량이 줄어들어 뼈가 가늘어지고 키도 작아지게 된다.

노화는 서글프다.
아무리 부정하려 해도 인간의 본능은 노화를 멀리 떨어뜨려 놓고 싶어한다. 물론 자연스러운 인생의 여정을 부정하려는 건 아니다. '생로병사의 생명 순환 고리'를 역행하고픈 생각은 전혀 없다. 다만 그 순환 고리를 조금 늦춰보자는 것이다.
평균수명이 늘어난다면 그에 맞춰 노화의 속도도 늦추는 것이 옳지 않을까?
지구상의 모든 생물 중 갱년기란 증상을 보이고 있는 종은 인간뿐이다. 왜 그런 걸까? 지구상의 모든 생물들은 2세 생산능력이 떨어지는 순간이 바로 죽음의 순간이다. 그러나 최근 100여 년간 인간의 수명은 비약적으로 늘어나게 됐다. 이제 인간은 가임능력이 없는데도 생존하는 유일한 종이 된 것이다. 여성은 30세를 기점으로 가임능력이 서서히 떨어지게 된다. 그리고 40대 중후반이 되면 점진적으로 갱년기가 시작되는데 보통 4~7년에 걸쳐 서서히 진행된다.

2010년 기준으로 한국 여성은 82.5세를 산다. 갱년기를 50세에 맞이한다면 생식능력이 사라지고 나서도 32년을 더 산다는 의미가 된다. 남은 삶은 덤일까? 아니면 의학기술의 힘을 빌어 억지로 생명연장의 꿈을 이어나가는 아집으로 봐야 하는 걸까? 여기서 생식능력 소멸 이후의 삶에 대해 철학적인 논쟁을 하고픈 생각은 없다. 말하고 싶은 건 간단하다.

남아 있는 삶을 소중하고, 알차고, 건강하게 보낼 수 있는 방법을 찾아보자!

그러기 위해서 제일 중요한 것은 노화의 속도를 되도록 천천히 진행시켜야 한다는 것이다. 여기에 한 가지를 더 추가하자면 되도록 의료비가 덜 드는 방향으로 진행하자는 것이다. 여기에 대한 해답은 이 글을 읽고 있는 사람이라면 짐작할 수 있을 것이다. 그렇다. 문제는 바로 턱이다. 턱이 답이다!

턱은 우리 몸이 가장 좋았던 때를 기억하고 있다. 그러나 현대사회를 살아가는 우리는 이런 노력과는 정반대되는 삶을 계속 살 수밖에 없다. 과도한 스트레스, 이 스트레스 때문에 생기는 잘못된 습관과 라이프스타일. 이를 통해 몸은 지쳐가고, 더 빨리 늙으며, 더 많은 질병을 우리에게 가져온다.

재미있는 사실은 턱관절 치료가 얼굴의 형태도 바꾸어 놓는다는 점이다. 이제까지 말했지만 턱은 우리 몸이 가장 좋았던 시절을 기억해 그 자리로 되돌려 놓으려는 성질이 있다. 턱관절 장애 치료를 하면 몸 안의 통증뿐만 아니라 얼굴의 형태도 좋은 쪽으로 뒤바꾸어 놓는다. 어떻게 보면 당연한 결과인데 턱관절은 얼굴의 대칭과 조화를 관장하며, 얼굴의 이목구비뿐만 아니라 안면윤곽까지 바로잡아준다. 때문에 좀 더 인상적인 모습을 보여줄 수 있다.

"그게 무슨 소리야? 얼굴 형태를 바꿔주는 건 성형수술 아니야?"
"보톡스 맞으면 주름살이 펴지는 거 아닌가?"

보통 일반인들의 상식으로 얼굴의 형태를 바꿀 수 있는 건 성형수술이나 성형외과에서 시술하는 미용시술 정도에서만 가능하다고 인정한다. 즉 얼굴에 칼을 대거나 그와 비슷한 시술을 통해서만 변형이 가능하단 소리다.

그런데 아닌 경우도 있다. 황당무계한 이야기겠지만 무협지나 무협 영화를 보다 보면 '역용술(易容術)'이라는 게 나온다. 죄를 지어 무림을 떠나야 하는 사람들이 자신의 신분을 감추려고 사용하는 술법인데, 침이나 수법(手法)을 사용해 얼굴의 형태를 바꾸는 것이다. 아예 사람의 얼굴 자체를 바꿔버리는 것이니 현대 의학적인 관점에서 보자면 SF라고 봐야 할 것이다.

상식적으로 사람의 얼굴 형태를 바꾸기 위해서는 외부적인 압력이나 시술이 들어가야 한다고 말하지만 턱은 이 상식을 뒤바꿀 수 있다. 인간이 연출할 수 있는 표정은 약 7,000여 가지나 된다. 이 7,000여 가지의 표정을 연출하기 위해서 필요한 근육은 몇 가지나 될까? 얼굴에 있는 근육의 숫자는 80개 정도 된다. 이들 중 얼굴의 표정을 만드는 표정근육은 약 40여 개 정도인데, 이 40여 개의 표정 근육 덕분에 인간은 7,000여 가지의 다양한 얼굴 표정을 조합해 연출할 수 있게 된 것이다.

이 근육이 어떻게 움직이느냐에 따라 표정이 만들어지는데, 웃을 때 움직이는 근육은 총 15개, 얼굴을 찡그리거나 화를 낼 때는 거의 모든 근육이 움직이게 된다. 재미있는 사실은 이 표정 근육이 항상 일정한 방향으로만 움직이면 그게 바로 주름의 전초가 된다는 것이다. 웃을 때 눈가 주름 때문에 눈가를 매만지는 여성들이 많은데, 일리 있는 행동이다.

자, 그렇다면 턱은 얼굴윤곽과 어떤 상관관계가 있을까? 여기까지 말하면 이제 다 이해하지 않았을까? 턱은 얼굴뿐만 아니라 우리 몸 전체를 관장하는 곳이다. 너무 교과서적인가? 그럼 얼굴만 한정을 해보자. 요즘 지하철이나 버스 정류장 광고를 보면 이런 문구를 볼 수 있다.

'수술 없이 얼굴 형태를 바로잡아 줍니다.'

'수술 없이 수술한 얼굴을 만들어 드립니다!'

'양악수술 없이 성형수술 효과를 낼 수 있는 안면비대칭 치료 방법!!'

같은 의료인이면서 같은 길을 걷고 있는 동업자 정신을 120% 끌어올린다 하더라도 문제가 있는 광고 문구다. 턱관절 치료를 하는 의사의 입장에서 봐도 이럴진대 일반인들의 시선은 어떠할까?

"진짜야? 저거 과장된 거 아니야? 말이 되는 소리를 해야지!"

"뻥을 쳐도 적당히 쳐야지."

아마도 이런 반응들을 보일 것이다. 턱관절을 치료하는 의사로서, 지난 15년의 연구와 7년간의 임상경험상 분명히 말할 수 있는 사실은 한 가지다.

턱관절 치료를 통해 얼굴모양이 변할 순 있다. 그러나 수술과 같은 급작스런 변화나 드라마틱한 변화를 생각해선 안 된다.

원론적인 이야기 같지만, 사실이다. 수술 없이 수술과 같은 효과를 얻는다? 물론 얻을 수 있다. 허나 분명히 짚고 넘어가야 할 한 가지 전제가 있다.

턱관절 치료를 통해서 우리가 얻는 것은 우리 몸이 가장 좋았던 시절로 돌아가는 것, 그리고 우리 몸에 무리가 가지 않는 범위 안에서 우리 몸이 가장 좋아지는 형태로 변하는 것이다.

시대가 시대이고, 미학적인 부분에 관심이 많은 우리나라 사람이기에 이 부분은 명확하게 짚고 넘어가야겠다. 간단히 내 15년 연구결과를 토대로 팩트(fact)만 전달하겠다.

첫째, 턱은 우리 몸의 대칭과 조화를 관장한다. 이를 통해서 우리 몸이 가장 좋았던 시절로 돌아가게 만든다. 즉 우리 몸의 균형이 무너져 생긴 피부 트러블이나 노화에 지친 얼굴을 인생에서 가장 좋았던 시절로 되돌려 놓는다.

둘째, 턱은 이목구비뿐만 아니라 안면윤곽을 바로잡아준다. 표정근육, 얼굴근육이 궁극적으로 모이는 곳이 또한 턱이다. 이 턱을 제자리로 돌려놓는다면 이목구비는 달라질 수밖에 없다. 여기서 중요한 것이 성형수술을 통한 외적인 변화. 즉, 급격한 변화 효과는 기대하기 어렵다는 점이다.

그러나 턱의 부정교합으로 인해 생긴 주걱턱이나 돌출입 등은 교정이 가능하다. 턱관절 치료 자체가 부정교합과 같은 교합의 문제를 바로잡는 것으로 치료 포인트를 잡는 의료행위가 아닌가? 만약 부정교합에 의한 주걱턱이나 돌출입이라면, 심미적인 측면도 측면이지만 기능적인 부분과 의료적인 부분을 고려해서 턱관절 전문가의 상담을 받는 것이 좋다.

셋째, 부정교합이나 얼굴이나 턱이 삐뚤어진 경우에는 턱관절 치료를 받으면 호전된다. 안면 비대칭인 경우는 얼굴 자체가 삐뚤어지는 것인데 턱관절이 틀어지면서 발생한다. 이 턱을 바로잡으면 얼굴은 자연스럽게 따라오는 것이다. 이제까지의 책 내용을 잘 기억하면 그 이유를 유추할 수 있을 텐데, 보통 턱관절 장애란 것은 악습관이나 기타 인자에 의해 턱의 균형이 무너진 경우다.

얼굴 형태가 뒤바뀔 정도의 안면 비대칭은 이런 턱관절 장애의 정점이라 할 수 있다. 이는 의료적인 측면뿐만 아니라 심미적인 측면에서 상태를 정상적인 모습, 그러니까 우리 몸이 가장 좋았던 시점으로 되돌릴 수 있다.

지금 언급한 세 가지는 내가 이제껏 연구하고 임상경험을 통해 얻은 근거를 토대로 말하는 것이다. 턱관절이라 하면 아직 아무도 개척하지 못한 무성한 밀림과도 같은 영역이다. 지금 우리에게 살짝 보여준 속살의 일부분이 이만큼 알찬 과실이라는 것을 보여주고 있다. 그만큼 무궁무진한 가능성의 영역이다.

그 영역의 주제는 하나다.

턱은 우리 몸의 균형을 다시 잡아주고, 몸의 균형을 토대로 우리의 인생마저도 균형을 잡아주는 리셋 라이프(Reset life)의 핵심이다.

몸의 균형을 잡아주고 우리 몸이 가장 좋았던 시절로 되돌려 놓는 것이 턱이라면 이야기는 모두 끝이 난다. 우리 몸이 가장 좋았던 시점이 가장 예쁘고, 건강하고, 아름다웠던 시절이 아니겠는가?

지금까지 나는 턱이 우리 몸에 얼마만큼 중요한 신체부위며, 작은 충격에도 얼마나 예민한지, 그리고 이 예민함이 우리 몸에 어떻게 작용하는지에 대해 이야기했다. 이제는 우리가 이를 실천해야 하는 시간이다. 단순히 이런 이야기를 들었다는 정도로 끝낸다면 우리의 삶은 어제 그 자리에 멈춰 서 있게 된다. 그러나 오늘 이 이야기를 행동으로 옮긴다면 당신의 삶은 건강한 내일을 만날 수 있을 것이다.

턱, 제대로 고치려면
'주체적인 의료소비자'가 돼라

턱관절의 중요성에 대해서는 누차에 걸쳐 이야기했으니 더 이상의 설명은 생략하겠다. 여기서 내가 원하는 것은 이 글을 읽고 있는 사람들이 이제까지 이 책에서 말해왔던 턱에 관한 상식을 기억했으면 한다는 것이다. 나이 든 치과의사의 설레발이라고 웃어넘길 수도 있고, 하루에도 수없이 쏟아져 나오는 각종 건강 상식 기사들 속에 묻혀 기사 한 번 보고 3일 정도 따라 하다 잊어버리는 '3일 건강상식'이 되어도 좋다. 분명 누군가에겐 쓸데없는 참견이고 인터넷에 범람하는 그저 그런 건강 이야기일 수 있겠지만, 다른 누군가에겐 인생의 새로운 전기가 될 수 있을지도 모른다.

이제 시대는 점점 변화하고 있다. 의사도 시대의 변화에 따라 끊임없이 공부하고 노력해야겠지만 그에 발맞춰 환자들도 공부를 하고 노력을 해야 한다. 이 대목에서 앞에서도 언급한 미국인들이 병을 대처하는 방법을 참고할 만하다.

미국 환자들은 병증을 자각하면 제일 먼저 생활권 내에서 가장 큰 도서관을 찾아가 자신의 병이 무슨 병인지를 확인하고 그에 알맞은 치료법과 병에 관한 정보, 해당 질병에 가장 특화된 의료인을 찾아 나선다. 미국인들의 이런 습관은 비싼 의료체계 때문에 생긴, 어쩔 수 없이 강요된 선택이라는 측면도 있지만, 그 자체로만 본다면 분명 타당한 행동이라 할 수 있다.

이에 반해 한국은 어떠한가? 여성들이 명품 가방을 살 때 인터넷 사이트를 뒤져보고 명품 중고장터는 물론 면세점까지 다 확인하며 가격비교를 하는 모습을 보면 참 꼼꼼하다는 생각을 한다. 그러나 정작 자신의 몸에 이상이 생기면 무덤덤하게 받아들인다. 증상이 별로 심하지 않다고 판단되면 '진통제나 몇 알 먹고 보지. 자고 일어나면 괜찮을 거야' 하며 가볍게 넘기곤 한다. 그러다 증상이 심해져서야 급하게 병원을 찾게 된다. 병원을 찾고 나서도 별로 나아진 모습은 찾기 어려운데도 다음과 같은 질문을 쏟아낸다.

"빨리 나을 수 있게 해주세요. 항생제 센 거 맞으면 빨리 낫지 않나요?"

"호르몬 주사 맞으면 효과가 좋다면서요?"

한국인 특유의 '빨리빨리 습성' 때문일까? 병원에서도 "빨리빨리"를 외친다. 물론 빠른 건 좋다. 특히나 현대사회와 같이 하루가 다르게 세상이 변하는 시절에는 빨리 살 수밖에 없다. 그러나 병은 빨리 치료한다고 능사가 아니다. 빨리 치료하더라도 왜 아픈지, 그 원인은 무엇인지, 재발을 막기 위해서는 어떤 노력이 필요한지에 대한 기본적인 지식은 있어야 하지 않겠는가? 내가 하고 싶은 말은 '주체적인 의료 소비자'가 되자는 것이다.

내 병은 어떤 병이며, 어떤 증상을 보인다. 병을 치료하기 위해서는 어떤 음식, 생활습관을 피해야 하고, 앞으로 건강관리는 이렇게 해야 한다. 그리고 이 병에 대한 치료에 특화돼 있는 00병원을 찾아가보자.

이 정도까지는 아니어도 적어도 자신의 병이 무엇이고, 그 병을 치료하기 위해서는 어떤 노력을 해야 하는지, 또 어떤 병원을 찾아가야 하는지에 대해서는 고민을 해봐야 하지 않을까? 물론 이런 지나친 관심이 건강염려증으로 삐뚤어지게 발현되는 것은 피해야 한다. 중용의 마음이 이래서 필요한 것이다.

이런 '주체적인 의료 소비자'로서의 삶에 대해서 많은 사람들은 쉽게 간과하는 경향이 있다. 아니 아예 생각조차 하기 싫어한다. 프랑스의 작가이자 비평가인 폴 부르제는 이렇게 말했다.

"생각하는 대로 살지 않으면, 머지않아 그대는 사는 대로 생각하게 될 것이다."

정말 아이러니한 건 우리나라 출판시장에서 가장 많이 팔리는 분야가 자기계발서라는 사실이다. 점심시간 서울 시내의 유명 대형서점을 찾아가 보면 넥타이를 맨 중년 남성부터 하이힐을 신은 여대생까지 서가에 빽빽이 모여 책을 고른다. 이들이 가장 많이 운집해 있는 코너가 어디일까? 그렇다. 바로 자기계발서 코너다.

정말 궁금해서 그 책들을 한 권씩 더듬어 봤다. 거의 대부분의 책들이 성공을 위해서는 뚜렷한 목표, 그 목표를 달성하기 위한 노력을 강조했다. 성공하기 위해서는 뚜렷한 목표를 세우고 그 목표를 위해 매진해야 한다는 것이다. 그 노력의 방법으로 긍정의 힘을 사용하든 인과의 법칙을 사용하든 그건 사용자의 마음이겠지만 말이다.

많은 사람들이 성공을 위해서 계획을 짜고 실천하려고 노력한다. 실제로 목표 달성을 위해 온갖 노력을 다하는 사람도 많다. 여기까지만 보면 우리나라 사람들 중 많은 이들이 폴 부르제의 말처럼 생각하는 대로 살려고 노력하는, 주체적인 삶을 사는 것처럼 보인다. 그런데 성공의 기본 조건이자 가장 중요한 조건인 건강에 대해서는 어떻게 생각하고 있을까? 유감스럽지만 건강에 대해서는 국민들 거의 대부분이 사는 대로 생각하고 있다.

"사는 게 너무 바빠서 건강을 챙길 겨를이 없다."
"원래 건강 체질이라 걱정 없다."

"젊었을 때 건강을 챙기라는데 요즘 세상이 그렇게 호락호락하지 않잖아? 젊을 때는 우선 일에 집중하고 나중에 여유 생기면 그때 건강을 챙기는 게 맞다."

'주체적인 의료 소비자'의 모습과는 상당한 괴리가 느껴진다. 이런 괴리감이 생긴 이유는 요즘 말로 표현하자면 '근자감', 즉 근거 없는 자신감이다. 막연히 '난 괜찮겠지', '나는 피해가겠지', '우리 부모님은 건강하니까 나도 건강할 거야' 등등 일단 스스로 결론을 내리고, 그다음은 합리화하기에 바쁘다.

분명히 말하지만 건강은 그냥 주어지지 않는다. 본인이 어떤 노력을 하느냐에 따라 건강은 주어질 수도 혹은 주어지지 않을 수도 있다. 건강에 대한 뚜렷한 목표를 세워라. 그게 시작이다.

나는 건강하게 오래 살고 싶다.

이런 소망은 누구나 가지고 있는 대중적인 소망이다. 오복(伍福)의 첫 번째가 수(壽)다. 오래오래 죽지 않고, 천수를 다 누리고 싶은 건 동서고금의 공통된 욕망이다. 문제는 이 목표가 너무 추상적이란 것이다. 목표는 구체적일 때 달성 가능성이 높아지는 것이다.

건강에도 여러 유형이 있다. 단순히 병에 걸리지 않은 상태를 말하는 건강도 있겠지만, 몸 컨디션이 최상인 상태에서 활기 넘치고, 정력적인 삶을 누리는 건강도 있다. 이 책을 읽는 독자들이 새로운 건강목표를 설정하기를 권한다.

젊고, 활기차며, 몸 전체가 균형 잡힌 모습.

구체적이지 않는가? 하지만 여기에 대한 반론도 만만치 않게 제기될 것 같다.

"누가 그걸 모르나? 돈도 없고 시간도 없는데 일반 서민들이 그걸 어떻게 하나? 개인 피트니스 트레이너 한 명씩 고용해 몸 관리하고, 항산화제 꼬박꼬박 챙겨 먹고, 호르몬제 처방받고 그러면 젊고 활기차게 살 수 있다는 걸 누가 모르나? 현실에 맞는 대안을 내놓고 주장을 펼쳐라!"

돈 들어가지 않는 건강비법, 그것도 젊어지고 몸 전체의 균형이 바로 잡히는 건강비법이 있다. 지금까지 이 책을 읽은 독자를 위해 다음 장에서 밝히겠다.

우선 내가 앞에서 말한 '주체적인 의료 소비자'로서의 삶을 살라고 말한 이유부터 말하겠다. 이미 느낌이 온 독자도 있겠지만, 나는 독자들에게 자신에 맞는 건강유지 방법을 찾고 그걸 실천했으면 하는 바람으로 말한 것이다. 사는 게 바빠서 건강 챙길 겨를이 없다면 그것도 하나의 선택이다. 아프면 그때 가서 병원 가고 치료하면 되는 문제다. 반면에 조금 귀찮고, 힘들지라도 지금부터 건강을 조금씩 챙겨서 되도록 병원을 덜 가는 쪽으로, 즉 예방의학으로 자신의 건강목표를 설정하는 것도 하나의 방법이다.

폴 부르제의 말을 조금 변형해 말하자면 "사는 대로 건강을 생각한다면 머지않아 병원에서 건강을 생각하게 된다."

　아프기 전에 건강을 생각하자. 병에 맞춰 자신의 건강을 평가하기 전에 자신의 건강을 기준으로 병을 바라보자. 자신이 건강하면 병원 문을 드나드는 횟수는 줄어들 것이고 인생의 즐거움은 늘어날 것이다.

건강한 턱을 위한
다섯 가지 예방수칙

딱 한 손에 들어오는 '한 손 건강법'을 이제부터 말할까 한다.

어렵게 생각하지 않아도 된다. 한 손에는 다섯 개의 손가락이 있다. 다섯 손가락으로 꼽을 수 있는 다섯 개의 생활수칙만 지킨다면 건강을 넘어서 균형 잡힌 삶을 살 수 있다. 지키는 게 힘든 것도 아니고, 돈이 드는 것도 아니다. 그렇다고 귀찮게 많은 걸 하라는 것도 아니다. 그저 한 손으로 꼽을 수 있는 다섯 가지 수칙만 지키면 된다.

1. 혀는 우리 몸의 리셋버튼이다. 혀 운동을 생활화하라
2. 자세가 중요하다. 머리를 기준으로 바른 자세를 유지하라

3. 하루 30분씩 스트레칭하자

4. 인생은 해석이다. 긍정적 사고로 삶을 바라보라

5. 잘 먹고 잘 씹자

겨우 다섯 가지다. 이 중에서 시간이 걸리거나 어려운 것이 있는가? 좀 더 직접적으로 물어보면 돈이 들고, 노력이 필요한 항목이 하나라도 있는가? '한 손 건강법'이 요구하는 건 단언컨대 단 하나도 없다. 필요한 건 오로지 단 하나! 이를 행동에 옮기려는 실천의지뿐이다. 이 '한 손 건강법'의 다섯 가지 건강수칙을 지키겠다고 결심한 이들을 위해 건강법의 의미와 효과, 실천 방법에 대한 정보를 정리해보려고 한다. 한 마디로 '한 손 건강법'을 실천해야 하는 동기를 부여하겠다는 것이다.

:: **첫 번째 손가락: 혀는 우리 몸의 리셋 버튼이다. 혀 운동을 생활화하라**

이제까지 이 책에서 내가 주장한 내용을 세 줄로 요약하면 이렇다.

①턱은 우리 몸의 균형을 잡아주는 중요한 곳이다.

②턱의 균형이 무너지면 몸 전체의 균형이 무너진다.

③턱의 균형을 잡아주면 몸 전체의 균형이 되돌아와 건강해진다.

턱은 우리 몸이 가장 좋았던 시절로 되돌려 주는 타임머신이자 우리 몸의 온갖 상황을 기억해놓은 블랙박스 같은 존재다. 그렇다면 이 타임

머신이자 블랙박스인 턱을 작동케 해주는 버튼은 무엇일까? 그렇다. 바로 혀다. 혀는 우리 몸이 가장 좋았던 상태로 돌아가게 해주는 리셋버튼인 것이다.

혀는 인체 내에서 유일무이하게 양쪽 끝이 아닌 한쪽에만 근육이 붙어 있는 기관이다. 치의학적으로도 혀는 정말 중요한 역할을 한다. 혀의 위치에 따라서 치아의 교합, 턱의 위치, 호흡 등이 바뀔 정도다.

턱관절은 또 얼마나 많은 일을 하는가? 24시간 쉬지 않고 움직이는, 우리 몸에서 유일한 무정지성 관절이 바로 턱이다. 씹고, 삼키고, 말하는 모든 걸 관장하는 턱은 하루에도 2,500~3,000번 이상 움직인다. 이렇게 쉴 새 없이 일하면서도 우리 몸의 균형을 잡아주는 것이 또한 턱관절의 역할이다. 어딘지 좀 불쌍하다는 생각이 들지 않는가?

혀는 이렇게 쉴 새 없이 일하는 턱관절의 부담을 덜어줄 수 있다. 어떻게? 간단한 혀 운동만 한다면 턱 관절 및 몸의 전체적인 균형을 찾아줄 수 있다. 그 방법을 정리해보자.

혀 정위치 법(TRM: tongue repositioning maneuver)

혀 운동은 치아, 혀, 입술, 코의 4박자가 중요하다.

Step1: 턱에 힘을 빼서 위, 아래 치아 사이를 띄운다.

Step2: 혀의 1/3을 앞니 뒤쪽(경구개)에 자연스럽게 댄다.

Step3: 치아가 떨어진 상태에서 입술을 살짝 다물고 코로 호흡한다.

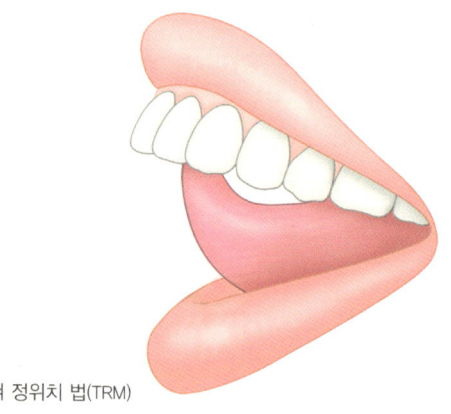
혀 정위치 법(TRM)

이때 위·아래 치아는 약간 떨어진 상태로, 아래턱은 완전히 이완되어야 한다. 이렇게 되면 턱과 턱 주변 근육이 휴식상태가 된다. 더불어 혀 운동은 턱관절 이상의 주요 원인인 이를 악무는 습관을 방지할 수 있다. 이 운동은 말을 하거나 식사할 때를 제외한 일상생활에서 항상 하는 게 좋다. 잠잘 때에도 바르게 누워서 혀 운동을 하는 게 좋다.

호흡은 평상시 1분에 12~15회 한다. 이런 수치라면 우리는 보통 하루에 17,000번 이상 숨을 쉬는 것이다. 숨 쉴 때는 천천히 자연스럽고 리드미컬하게 코로 숨을 쉬되 횡경막을 이용해서 깊게 숨을 쉬어야 한다(Ⓐ횡경막(복식)호흡). 깊고 자연스럽게 숨을 쉬지 않으면 목 근육을 많이 사용하게 되므로(Ⓑ흉식호흡) 목이 긴장하게 되어 턱관절에도 긴장을 불러온다. 횡경막 호흡과 흉식 호흡의 경계는 약간 애매하지만 다음 페이지의 그림을 참고하면 도움이 될 것이다.

우리는 흔히 운동을 안 할 때 "숨쉬기 운동은 한다"고 농담하는데, 사

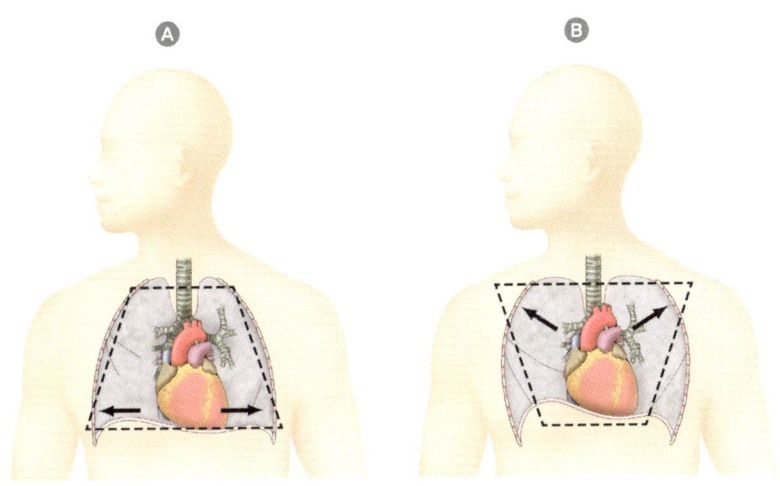

호흡(Ⓐ 횡경막(복식) 호흡 Ⓑ 흉식호흡)

실은 숨 쉬는 운동을 잘하면 24시간 운동을 하는 효과를 볼 수 있다. 횡경막 호흡만 잘해도 근육이 긴장과 이완을 조화롭게 하면서 장기에 좋은 영향을 준다.

:: 두 번째 손가락 : 자세가 중요하다. 머리를 기준으로 바른 자세를 유지하라

자세라 함은 서 있을 때, 걸어갈 때, 일할 때, 잠잘 때 등 모든 경우에 적용된다. 어떠한 경우라도 언제나 머리를 기준으로 바른 자세를 유지하는 게 중요하다. 우리가 일하거나 공부할 때 머리를 앞으로 숙이게 되면 목은 머리 무게의 약 3배 정도의 힘을 부담하게 된다.

① 서 있는 자세

머리에 왕관을 쓰고 정수리에 줄을 매달아 천장까지 연결해놓았다고 연상하며 바른 자세를 유지한다. 보통 머리 무게가 8kg 전후인데 똑바른 자세가 유지되지 않으면 8kg의 무게를 붙잡으려고 근육은 더 많은 일을 하게 된다. 즉 근육이 스트레스를 받는 상태가 된다.

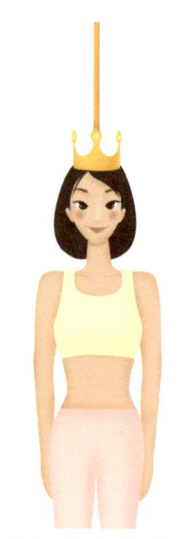

올바르게 서 있는 자세

② 잠잘 때 자세

우리는 평균 7시간 전후의 시간을 누운 상태로 보낸다. 이때 자세가 좋지 않으면 근육이 긴장하게 되어 턱관절에 영향을 미친다. 잠은 똑바로 누워서 높지 않은 베개를 사용하고, 무릎을 바로 펴거나 발 베개를 위에 놓고 자는 게 좋다(Ⓐ). 옆으로 자는 것은 좋지 않다(Ⓒ). 만약 허리가 아파서 똑바로 눕지 못하면 옆으로 눕되 무릎 사이에 발 베개를 이용해서 자면 된다(Ⓑ). 옆으로 자는 것은 목 근육의 긴장도 높이지만 어깨도 발달시킨다.

특히 엎드려 자는 것은 제일 좋지 않다(Ⓓ). 엎드려 자면 목과 어깨의 근육에 많은 긴장을 주게 된다. 똑바로 자다가 자기도 모르게 엎드려 자는 사람은 주머니 있는 잠옷을 입고 그 주머니에 조그마한 공을 넣고 자면 도움이 된다.

잠자는 자세

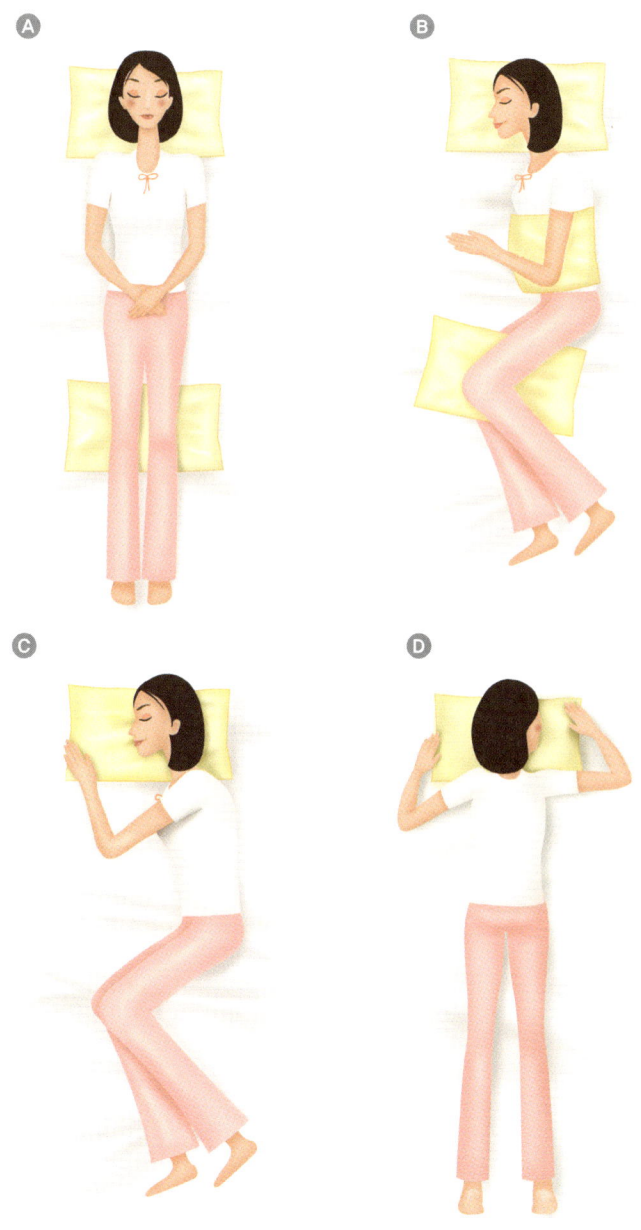

229
5장. 턱 관리가 당신의 노년을 좌우한다

③ 공부하거나 일할 때 자세

공부할 때에 머리를 숙이면 목 근육에 긴장을 주어 집중력이 급격하게 떨어지고 쉽게 졸리게 된다. 책만 보면 졸리는 경우는 목의 근육이 많이 긴장되었을 때 더 그렇다.

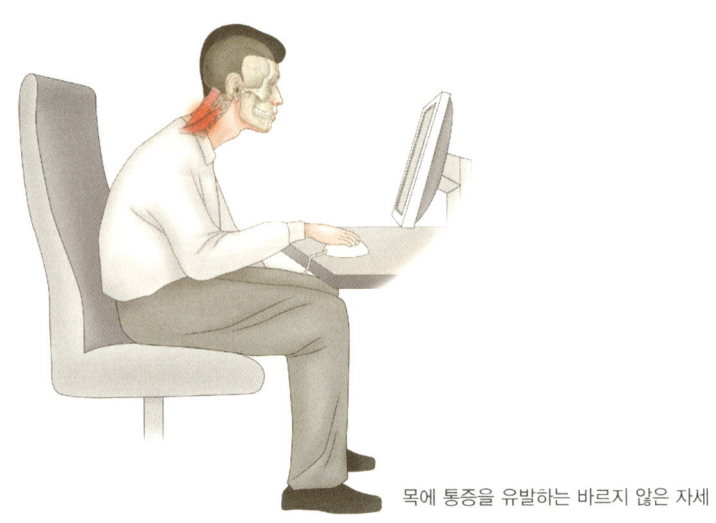

목에 통증을 유발하는 바르지 않은 자세

:: 세 번째 손가락: 하루 30분씩 스트레칭하자

스트레칭의 기본자세는 허리를 바로 세우고 혀 정위치 법(TRM: tongue repositioning maneuver)을 한 상태이다.

● 턱 당기기

뒷통수밑근(suboccipital muscle, 뒷통수뼈(occipital bone) 바로 아래 위치) 스트레칭: '거북목'일 때 필수 운동

① 바르게 앉거나 선다.

② 인중에 손가락을 대고 머리가 후방으로 이동하게끔 살짝 누른다.

③ 이때 머리 뒤쪽이 펴지는 느낌을 받을 것이다. 몇 초 동안 유지하고 손가락을 뗀다.

④ 10회 정도 반복한다.

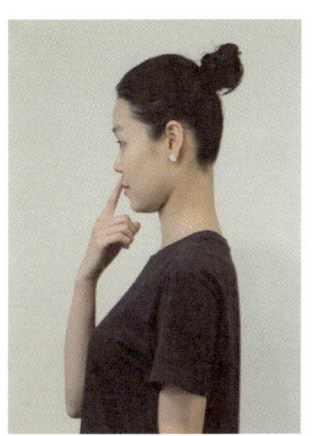

- 목빗근 (sternocleidmastoid muscle) 스트레칭

① 오른손으로 머리 왼쪽을 잡고 다른 손은 뒷짐 자세로 등에 붙인다. 어깨를 곧게 펴고 자세를 바로잡는다. 귀가 어깨에 닿게 오른쪽으로 잡아당긴다.

② 머리를 기울여 목 근육을 스트레칭해준다. 이 때 5초간 자세를 유지한다.

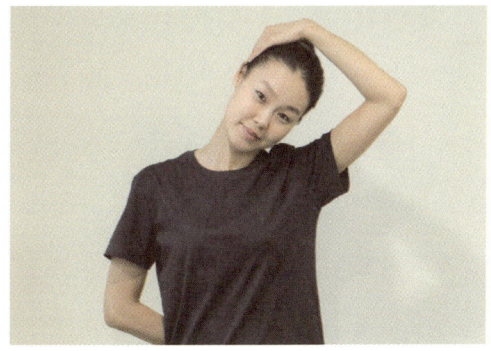

③ 반대쪽으로 손을 바꾸어서 다시 실시한다.

④ 5회 이상 반복한다.

- 큰가슴근 (pectoralis major) 스트레칭 Ⅰ

① 손의 깍지를 껴서 뒷머리에 둔다.

② 팔을 나비처럼 편다.

③ 팔을 뒤로 당긴다. 가슴이 펴지는 느낌이 들 때까지 천천히 한다.

④ 몇 초간 유지하고 제자리로 온다.

⑤ 5회 이상 반복한다.

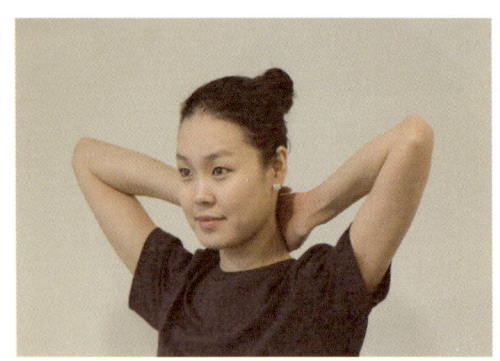

- 팔 뒤로 당기기(큰 가슴근 pectoralis major 스트레칭 Ⅱ)

특히 컴퓨터를 오래하거나 무거운 것을 든 후에 하면 도움이 된다.

① 바른 자세에서 양팔을 뒤로 해 오른쪽 손목을 왼손이 감싼다. 팔꿈치가 펴지도록 스트레칭 한다.

② 왼손에 힘을 줘서 오른팔을 아래로 당긴다. 가슴이 펴질 때까지 천천

히 당긴다. 그 상태를 몇 초간 유지한다.

③ 이때 아래로 당기면서 살짝 위로 올리면 근육이 더욱 펴질 것이다.

④ 반대쪽으로도 한다. 3~6회 정도 반복한다.

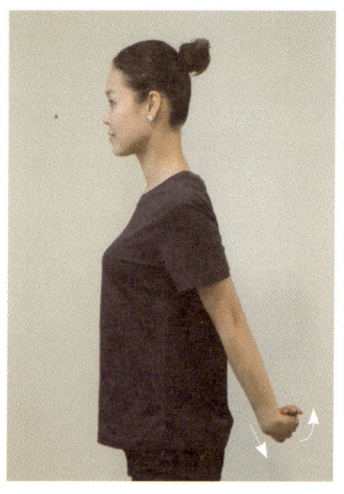

- 등세모근 (trapezius muscle) 스트레칭

① 의자에 앉고 발은 바닥에 닿게 한다.

② 양손을 교차하여 허벅지 옆에 둔다.

③ 숨을 들이마신 상태에서 내쉬면서 체중을 실어 머리를 숙이면서 천천히 상체를 굽힌다. 이때 팔꿈치를 굽히지 않아야 한다.

④ 굽힌 상태를 몇 초간 유지한다. 이때 어깨 뒤쪽 근육이 펴지는 느낌을 받아야 한다.

⑤ 다시 상체를 바로 세운다.

⑥ 3~6회 이상 반복한다.

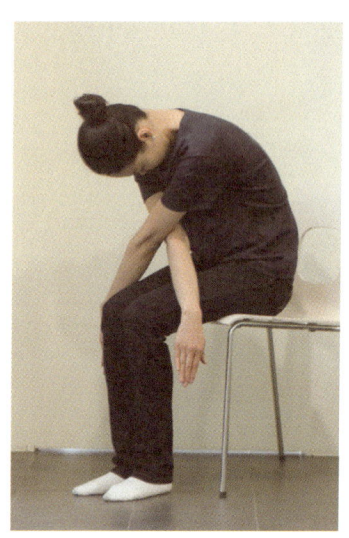

• 목 전체 근육 스트레칭

① 먼저 목을 천천히 돌려서 목 근육을 가볍게 푼다.

② 목을 아래로 굽힌다. 이때 한 손으로 머리를 고정한다. 그 상태로 도리도리 하는 것처럼 목을 좌, 우로 천천히 3번 이상 움직인다. 이때 시선을 아래 중심에 고정시킨다.

③ 같은 방법으로 목을 뒤로 한 상태에서 한다. 목을 뒤로 젖힌다. 그 상태로 도리도리 하는 것처럼 목을 좌, 우로 움직인다.

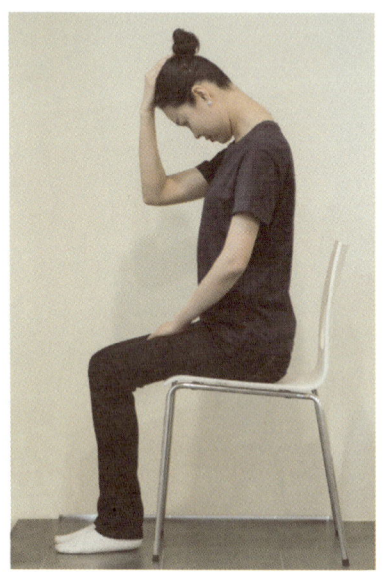 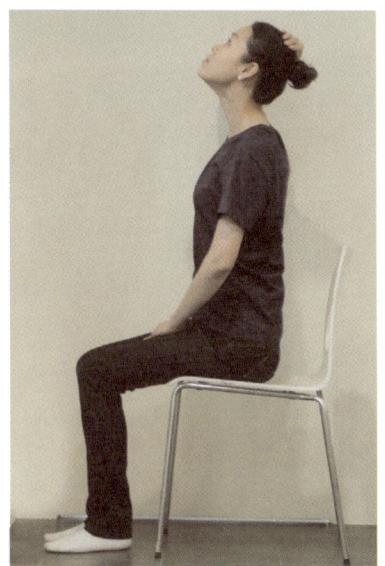

- 새우등 운동: 허리뼈와 골반 주위의 근육을 풀어줘 척추와 골반 뒤틀림을 방지한다.

① 머리를 바닥에 대고 눕는다.

② 무릎과 무릎을 붙이고 그림처럼 무릎을 굽히고 손으로 무릎을 잡는다. 발도 나란히 한다.

③ 천천히 무릎을 가슴 쪽으로 당겼다 놓았다 한다. 이때 당기는 것은 45도를 넘지 않는 것이 좋다.

④ 30번 이상 반복한다.

⑤ 이 동작이 익숙해지면 머리를 살짝 들고 30번 반복한다.

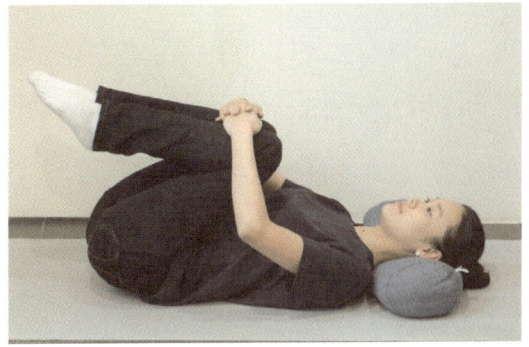

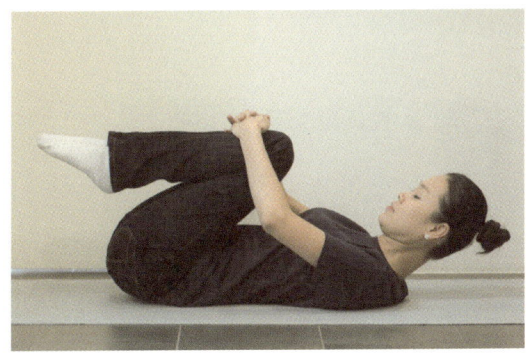

:: 네 번째 손가락: 인생은 해석이다. 긍정적 사고로 삶을 바라보라!

최근 긍정의 힘과 관련된 수많은 저작물들과 영상물들이 우리 주변에 넘쳐난다. 그러나 긍정의 힘은 이런 이상과열현상 이전에도 우리 주변에 늘 같이 있어 왔다. 예를 들면 원효대사와 해골바가지에 관련된 에피소드가 그것이고, 불교용어인 일체유심조(一切唯心造: 모든 것은 오로지 마음이 지어 내는 것) 역시 긍정의 힘을 말하는 또 하나의 금언이다.

긍정적 사고가 단순히 사회적인 성공만을 말하지는 않는다. 의학적으로도 긍정적 사고는 건강증진에 큰 영향을 끼치는데, 하버드 의대의 제롬 그루프먼(Jerome Groopman) 교수는 수십 년간의 연구 끝에 희망적인 생각을 하는 사람의 몸에서는 뇌 속의 마약물질이라 할 수 있는 엔돌핀과 도파민이 분비된다고 했다. 이 두 물질은 진통효과를 발휘하는 것뿐만 아니라 인체 내 면역체계를 발달시켜서 낙관적이지 않은 사람들보다 더 건강한 삶을 누리게 한다는 연구결과를 발표했다. 긍정적으로 사고하는 것만으로도 몸은 자동적으로 반응해 당신을 건강하게 만든다는 것이다.

:: 다섯 번째 손가락: 잘 먹고 잘 씹자

신체의 건강 유지는 잘 먹는 게 중요하다. 영양은 우리 몸의 제일 기초가 되는 세포의 질과 건강을 좌우한다.

건축물을 비유하자면 좋은 건축물을 만들기 위해서는 좋은 설계와 좋은 재료가 필요하다. 아무리 좋은 설계도가 있다 하더라도 재료가 좋지 않으면 그 건축물은 오래 가지 않을 것이다. 우리 인체에서 그 재료에 해당하는 것이 영양이다. 좋은 영양 섭취는 그만큼 중요한 것이다.

30년 전까지만 해도 AMA(American Medical Association, 미국의사협회)는 "신체가 요구하는 모든 영양소는 섭취하는 음식만으로 충족시킬 수 있기 때문에 건강한 사람은 종합 비타민 복용이 필요없다"는 지침을 내렸다. 그러나 이제 AMA의 공식 견해는 "영양보충제가 건강을 위해 중요하다"는 쪽으로 바뀌었다.

현재 우리 현대인들에게 권장되는 비타민과 미네랄 섭취량은 많이 부족하다. 과일과 채소가 풍부한 균형 잡힌 식단과 환경 친화적 먹을거리를 섭취하는 일은 아무리 강조해도 지나치지 않을 만큼 중요하다. 하지만 바쁜 현대사회에서 영양소를 골고루 섭취하는 습관은 부족한 게 사실이다.

그리고 또 하나의 문제는 비타민과 미네랄의 주요 공급원인 과일과 채소의 영양 성분이 많이 떨어져 있다는 점이다. 환경오염의 영향이 크다. 예전에 사과 하나 먹어서 적정량의 비타민이 섭취되었다면 지금은 1개 이상을 먹어야 된다.

따라서 균형 잡힌 영양 섭취가 중요한 것이다. 부족한 부분이 있으면 영양보충제를 먹어서라도 보충하는 것이 좋다.

그리고 잘 먹는 것뿐만 아니라 씹는 것도 중요하다. 장수의 비결 중 '30번 이상 씹어라'가 있을 정도다. 씹는 것, 즉 저작은 단순히 음식을 잘

게 부숴서 소화시키는 행위가 아니다. 씹는 행위는 이와 턱과 혀가 서로 협력하여 머릿속의 뇌와 자극을 주고받는 복잡한 메커니즘으로 이루어져 있다.

저작은 뇌와 중추신경과 정보를 교환하면서 씹는 역할을 하는데, 이는 인지능력과도 밀접하게 연관관계가 있다. 비록 동물 실험이긴 하지만 잘 씹지 못하는 동물은 인지능력이 현저하게 떨어지는 연구 결과가 있다. 씹을수록 중추신경은 활발하게 움직이게 된다. 씹을 때 말초신경을 통하여 중추신경과 정보교환을 활발하게 하는데, 정보 교환이 많으면 많을수록 그 기능이 발달하게 되는 것이다.

우리나라 사람은 김치, 깍두기를 주로 먹는데 세계 어느 사람보다도 질긴 음식을 잘 먹을 수 있도록 평생 훈련을 받는 셈이다. 씹을 때의 기계적인 자극이 위턱을 통해 머리 상부에 전달되는 만큼 인지능력의 발달은 잘 씹는 행위와 결코 무관하지 않다.

씹을 때의 중요한 원칙은 구강 안 양쪽을 골고루 사용하여 음식을 씹는 것이다. 한쪽으로만 씹게 되면 한쪽 턱관절에 영향을 주고 한쪽 근육은 발달하게 되고 결국 턱관절은 기울게 되어 있다. 특히 우리나라 사람들은 한쪽으로 치우쳐서 갈아서 씹는데 이는 턱관절에 무리한 영향을 주게 된다. 딱딱한 음식을 씹을 때에도 유의해야 한다. 과도하게 씹지 말고 적당한 힘으로 여러 번 나누어 씹는다. 과도하게 씹으면 디스크에 외상을 주어 변형이 일어나 턱관절 장애가 유발되기도 한다.

이 다섯 가지 건강수칙 중에서 어려운 게 있을까? 돈이 들지도 않고 시간이 많이 걸리지도 않는다. 필요한 건 당신의 실천의지다. 이 다섯 가지를 다 하는 데 하루에 한 시간 이상의 시간이 필요할까? 하겠다는 의지만 있다면 당신은 건강하게 오래 살 수 있을 것이다. 9988. 99세까지 팔팔하게 살자는 현대인의 바람은 자기가 주체가 되는 기본적인 다섯 가지 건강수칙만 지켜도 가능하다. 이제 그 의지를 보여줄 때다.

패러다임을 바꾸면
턱관절 치료의 답이 보인다

턱관절 장애를 연구하면서, 턱관절 장애 환자들을 치료하면서 한숨짓던 때가 많았다. 환자를 치료하면서 겪게 되는 어려움 때문이라면 충분히 내가 감내할 수 있는 부분이었지만, 치료에 관계된 사안은 분명 아니었다. 환자의 애환을 이해하고 있는 나에게 일종의 안타까움과 무력감이라고 해야 할까?

간단한 통계를 소개할까 한다. '문치과 병원'이 지난 3년간 내원한 턱관절 장애 환자들(350명)의 동반증상에 대한 통계를 정리한 것이다. 턱관절 장애는 지금까지의 의학 상식에 따르면 턱과 그 주변부에 한정된 병증만이 나와야지만 정상이다. 그러나 예상은 여지없이 빗나갔다.

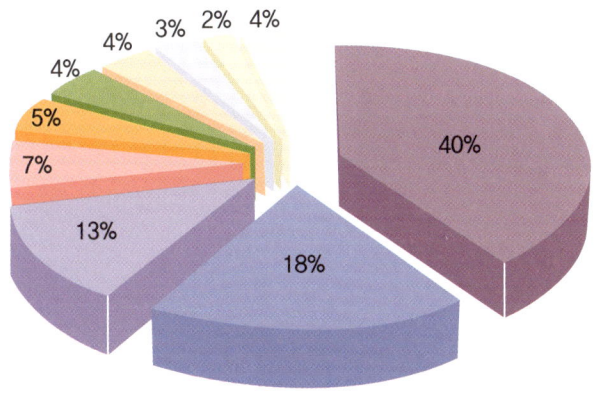

만성통증·피로증상: 40% 호흡기 및 인후증상: 4%
턱 관련증상: 18% 귀 관련 증상(이명 등): 4%
눈 관련 증상: 13% 소화기 증상: 3%
피부·부인과 증상: 7% 심리적 증상 (우울, 불면, 예민 등): 2%
구강 내 증상: 5% 기타 (감각 저하 및 손발 저림 등): 4%

 이 증상들은 각각의 환자들에게 하나 이상씩 발견된 동반증상들이었다. '문치과 병원'을 내원한 턱관절 장애 환자들은 평균적으로 2개 이상의 증상들을 복합적으로 가지고 있었으며, 그중 상당수가 '문치과 병원'을 내원하기 전에 이미 해당 분야의 전문 병원들을 찾아가 진단 및 치료 행위를 했던 경험이 있었다.

 여기서부터는 좀 조심스러운데, 해당 전문 의학 분야에 대한 폄훼나 전문 분야에서 국민건강을 위해 애쓰는 동료 의료인들에 대한 비하나 무시의 의도가 전혀 없음을 우선 밝혀둔다.

 ……안타까웠다.
 '문치과 병원'을 내원하기 전까지 환자들이 겪어야 했던 고통, 시간적

낭비, 금전적인 낭비, 육체적인 고통 그리고 끝없이 가라앉아야 했던 정신적인 피폐함. 사람은 의외로 강하지만 또한 한없이 나약한 존재이기도 하다. 통증 앞에서 무력해지는 게 인간이다. 특히나 원인 모를 통증과 아픔 속에서 사람은 무너질 수밖에 없다. 이들의 잃어버린 시간과 돈 그리고 그 사이 겪어야 했던 고통들은 어디서 보상받을 수 있을까? 턱관절 장애 환자들은 자신이 턱관절 장애란 병증에 걸렸는지조차 몰랐던 경우가 상당수다.

"턱관절 장애가 도대체 무슨 병이죠?"

열이면 여덟, 아홉의 환자들이 턱관절 장애란 병에 대해 반문을 한다. 이제는 제법 언론에도 알려지고 여기저기 광고를 하는 병원도 늘어나서 턱관절에 관해서는 조금만 조사를 해보면 그 상세한 내용을 알 수 있는 세상이 되었다. 인터넷 검색을 해보면 참 많은 것들이 나온다.

문제는 이때부터인데, 턱관절 장애 치료를 어떻게 바라봐야 하는가?

근원적인 질문이자 현재 턱관절 장애 치료를 바라보는 의료계의 시각을 단적으로 보여주는 질문이다. 일반 환자들은 피부로 와 닿는 이야기가 아니겠지만, 앞으로 의료체계 자체를 뒤흔들 정말 중요한 문제다.

턱관절 장애와 치료는 현대의학의 치료 시스템과는 다른 방식으로 접근한다. 한 마디로 정의하자면 보완대체의학이란 소리다. 미국의 경우에는 보완대체의학도 의학의 한 범주로서 대우를 받고 그에 따른 많은 지원책이 있다. 그러나 한국의 경우는 그 인식의 저변조차도 제대로 확립되지 않은 상황이다. 물론 각 대학병원 별로 보완대체의학에 대한 연구와 협진에 대한 논의가 활발히 진행되고 있지만, 아직까지도 보완대체의학은 현대의학을 보조하는 개념으로 받아들여지고 있다. 이런 상황에서 툭 튀어나온 것이 턱관절 장애와 그 치료다.

턱관절 장애 치료는 누가 담당해야 하는가?
원초적이면서도 예민한 질문이다. 이 책을 읽고 있는 독자라면 당연히 치과의사기 턱관절 장애를 전문적으로 치료해야 하다는 생각을 할 것이다. 그러나 2012년 현재 턱관절 치료는 치과의사만의 독점적인 영역이 아니다.

점점 민감한 이야기로 들어서는 것 같은데, 턱관절 치료를 바라보는 여타 다른 전문 의료 영역의 시선도 그리 곱지만은 않다. '문치과 병원'을 내원하는 환자들에게 주저 없이 다른 병원을 한 번 들러보라고 권하는 이유도 이와 무관치 않다.

턱관절 치료를 핑계로 타 의료분야를 침범하는 모양새는 만들고 싶지 않다.
속된 표현을 빌리자면 밥그릇 싸움처럼 보이고 싶지는 않다는 것이다. 인간 세상의 많은 부분은 '어떤 게 사실이냐'보다는, '어떻게 보이느냐'가 더 중요하게 여겨지는 경우가 있다. 턱관절 치료는 그런 의미에서 상당히 민감한 영역에 걸쳐 있는 상태다.

일부에서는 턱관절 치료가 만병통치인양 선전한다. 우리는 지금 어디에 와 있는 걸까? 어떤 말이 정답인 걸까? 이제까지 이 책을 읽은 독자라면 어떤 것이 진실인지 충분히 판단할 수 있을 것이다.

턱관절 장애란 병은 이제까지의 질병과는 다른 새로운 패러다임의 질병이며, 이 질병을 극복하기 위해서는 단순히 턱에 국한된 문제가 아니라 우리 몸 전체에 영향을 끼친다는 기전을 이해함으로써 성취된다.

이제까지 턱은 자신의 성격과 행동을 다른 병 사이에 은밀하게 숨겨 왔다. 그러나 의학이 발달하고 증상들의 검토가 이루어지면서 턱관절 장애라는 새로운 병이 발견되었고, 2012년 현재 턱관절 장애의 은밀한 속살이 이제 우리 앞에 스스로의 모습을 조금씩 보여주기 시작한 것이다. 문제는 조금씩 보여주기 시작한 턱의 속살 앞에서 우리가 어떤 반응을 보여야 하는지 서로 간에 입장이 정리되지 않았다는 것이다.

그러나 이런 입장도 시간이 지나면 모두 순리대로 정리될 것이란 게 내 생각이다. 시간이 흐르는 동안 턱관절 장애에 대한 연구와 대중적인 인식도 달라질 것이고 그에 따른 입장 정리와 상황 정리가 매끄럽게 진행될 것이다. 이제껏 의학계를 둘러싼 수많은 변화와 발전의 모습이 그러했듯이 말이다. 다만 내가 고민하는 것은 이런 발전과 변화 속에서 턱관절을 둘러싼 가장 중요한 의식의 변화가 전제될 것이냐는 사안이다.

턱관절은 이제까지 우리가 접해본 다른 의학 분야와는 전혀 다른 모습을 보여주고 있다는 점에서 중요하다. 예컨대 의학의 최고 선(善)은 무엇일까?

인류의 건강증진을 통해 인간의 삶의 질을 높이고, 질병으로부터 인간의 생명과 건강을 지켜나가는 것.

보편타당한 의학의 목적이다. 이 목적을 위해 많은 의료인들이 인류 역사가 시작된 이래로 싸워왔고, 각종 질병과 싸우고 있으며, 앞으로도 싸울 것이다. 그런데 턱은 어떠할까? 턱은 인간을 질병으로부터 지켜나가는 존재일까? 아니다. 턱은 이보다 한 차원 더 높은 삶의 질을 말하고 있다.

인간의 몸 상태가 최상이었던 시절로 되돌아가 육체적으로 최상의 균형을 유지하게 만드는 것.

턱관절 치료를 통해 우리가 얻을 수 있는 결과다. 이제까지의 의료가 눈앞에 있는 질병과의 싸움에 집중하고 있었다면 턱관절은 21세기 새로운 패러다임의 의료방향에 가장 최적화된 모습을 보여준다.

병들기 전에 몸 상태를 최상의 모습으로 유지한다면 질병에 시달릴 이유도 없다.

21세기 의료계의 화두인 '예방의학'과 '항노화 의학'에 이 정도로 최적화된 분야가 있을까? 그러나 지금 이 시점에서 턱관절 장애를 앓고 있는 환자들은 사회적·경제적·육체적으로 힘겹다. 자신의 병명이 무엇인지도 모른 채 십 수년 간 다른 병원들을 전전한 사례도 있을 정도로 턱관절 장애 환자들의 삶은 고달프다.

저렇게 고생하지 않아도 될 텐데…….

안타까움이 여기서 끝난다면 의학 발전을 위한 중요한 증례로 기억하면 되겠지만, 이런 안타까움은 가까운 미래에 더 깊은 시름으로 다가올 것이란 생각에 이르자 그 해결책을 고민할 수밖에 없었다.

지금 이 책을 읽고 있는 독자라면 다시 한 번 자신의 삶, 주변인들의 삶을 잠깐 더듬어보기 바란다. 불규칙한 식사에 수많은 악습관들, 빈번히 일어나는 교통사고, 장시간 의자에 앉아 생활하는 현대인의 피곤하고 고된 삶. 그 모든 게 턱관절 장애를 0순위로 예약하는 모습이다.

앞으로 턱관절 장애 환자가 늘어나면 늘어났지 줄어들지는 않을 것이다. 그렇다면 앞으로 발생할 턱관절 환자들도 이제까지의 환자들처럼 육체적·정신적 고통과 그에 수반되는 경제적인 출혈까지 감수하면서 턱관절 치료를 받아야 하는 것일까? 무엇이 진정 만족스러운 치료일까?

나는 이 대목에서 이 사회의 의료시스템에 한 가지 제안을 하고자 한다. 바로 통합치의학(統合齒醫學)으로의 패러다임의 변화이다. 환자들이 내원할 때마다 나는 곧잘 이런 생각을 했다.

소거법을 통해 질병을 확인하는 것은 정말 비능률적이다.

다리가 아프면 일단 정형외과, 허리나 척추 쪽이 아프면 신경외과, 속이 답답하면 내과를 찾는 게 환자들의 일반적인 행동 패턴이다. 이게 올바른 행동이고 상식적인 행동이다. 그런데 이 사이에 섞여 있는 턱관절 장애 병증들은 어떻게 구별해 내야 하는 걸까?

'소수의 턱관절 장애환자를 위해 전체 의료시스템을 뒤바꾸겠다는

의도인가?'

이런 질문은 통합치의학과 턱관절 치료에 대해 표면적으로만 접근했다고 말할 수 있겠다. 턱관절은 단순히 턱 주변만을 말하는 신체 부위가 아니다. 턱이 균형을 잃었을 때 신체는 엄청난 고통을 겪어야 한다. 그러나 턱이 균형을 되찾으면 건강뿐만 아니라 신체의 균형까지 되찾을 수 있다.

여기서 말하는 신체의 균형은 단순히 건강해진다는 것이 아니라 우리 몸이 가장 좋았던 시절, 일반적으로 가장 젊고 에너지가 넘치는 시절로 되돌려준다는 것이다. 이제까지 우리가 병원을 다니면서 가지고 있었던 상식인 '아프니까 병원을 간다'라는 패러다임이 아니라 '우리 몸이 가장 좋았던 시절로 돌아가기 위해 병원을 간다'라는 패러다임의 변화가 필요한 것이다. 간단히 생각해보자. 몸이 가장 좋았던 시절에 병치레를 했던 기억이 있는가? 아프지 않으면 병원을 갈 필요도 없고, 질병치료에 돈을 쓸 이유도 없다. 이것이 과연 가능할까?

턱은 가능하게 만든다. 더 고무적인 건 그 경제적 비용도 지금까지 나온 항(抗)노화 프로그램의 비용이나 호르몬 치료, 성형수술과 같은 외과적 치료에 비해 비용이 훨씬 적게 든다는 점이다.

이 모든 말을 부정하더라도 지금 우리 주변에 있는 턱관절 장애 환자들을 위해서도 통합치의학의 패러다임 변화는 필요하다. 이제까지 많은 턱관절 장애 환자들은 자신의 병증 원인도 모른 채 이 병원 저 병원을 순례하였다. 그 비용과 시간, 그리고 그동안 겪었을 고통들을 생각해보라.

그 모든 것을 제대로 된 치료로 보상받아야 마땅하다.

턱관절 장애 검사를 먼저 했다면 이런 낭비를 줄일 수 있다.
미래가 보이지 않는가? 턱관절 장애를 앓고 있든 앓고 있지 않든 간에 현대인의 일상생활에서 턱은 위험에 노출돼 있다. 장담하건대 앞으로 턱관절 장애 환자들은 더 늘어날 것이다. 이런 상황에서 두 손 놓고 턱관절 장애 환자들에게 '고통의 병원 순례'를 강요해야 할까? 우리가 환자들에게 고통의 병원 순례를 강요하고 있는 이 순간에도 세계의 의료 패러다임은 매우 빠르게 변화하고 있다.

이미 세계 의료계의 트렌드는 예방의학으로 돌아선 상황이다. 미국의 오바마 행정부는 예방의학 프로그램의 강화를 위해 10억 달러 이상의 예산을 책정해놓고 있다.

독자들에게 말해줄 충격적인 사실이 있다. 세계적인 컨설팅 회사인 매킨지의 조사 보고서에 따르면 현재 시판되는 약물의 반 정도가 약효를 보이지 않는다는 것이다. 매킨지 보고서에 나와 있는 이유를 보면 환자 개개인의 유전적 차이가 가장 중요한 이유일 것이라고 한다.

이제까지 자동차 조립라인의 컨베이어 벨트처럼 일관적으로 환자들에게 처방전을 내리고, 규격화된 치료를 하는 것에 문제가 있다는 것이다. 환자들을 위해서는 개개인의 특성을 고려한 맞춤의료가 필요한 시점이라는 것이다.

세계 의료계의 트렌드인 예방의학, 맞춤의료에 가장 잘 부합되는 것이 무엇일까? 바로 턱관절 치료다. 아프기 전에 몸을 최적의 상태로 만들고, 환자 개개인에 맞는 진료를 하고 환자 1명만을 위해 스플린트를 제작하고 사용하는 것. 이만큼 딱 떨어지는 의료체계가 있을까?

모든 사람들이 턱관절 진단을 받는다면 턱관절 장애가 있는 환자가 있다면 질병으로 발전하기 전에 미리 선제치료가 가능하다. 이렇게 된다면 의료비와 환자의 고통을 줄일 수 있다. 턱관절 관련 질병이 없더라도 턱관절 장애로 발전할 수 있는 가능성을 제거하는 방향으로(전체 인구의 80%가 턱관절이 비대칭이지만, 이를 감지하지 못할 뿐이다) 치료를 한다면 몸 전체의 균형을 되찾아 더 건강해지고 더 젊어질 것이다. 치의학은 턱관절 장애 패러다임에서 더 이상 치아와 턱관절에 국한된 의료기관이 아니라 인간의 신체 전반에 관여하는 통합적인 형태로 발전해야 한다.

이 책 앞부분에 언급했던 보완대체의학, 예방의학의 개념이 이렇게 녹아든 것이다. 미국이나 서구사회에서는 이미 그 방향성에 대한 논의가 진행되고 있고, 이에 대한 사회적인 합의나 지원이 벌써부터 진행되고 있는 시점이다.

그렇다면 한국은 어떨까? 아직까지 턱관절 장애를 누가 맡아서 치료할지에 대한 구체적인 논의도 되어 있지 않고, 턱관절 장애에 대한 인식도 낮은 상태이다. 결정적으로 보완대체의학에 대한 사회적인 합의도 아직 이루어지지 않은 상황이다.

부정적인 것일까? 아니다. 턱관절 장애에 대한 사회적인 인식만 제대로 구축된다면 한국의 턱관절 치료는 아시아를 넘어 세계 의료시장에 내놓을 수 있는 훌륭한 의료산업 모델이 될 수 있을 것이다. K-pop처럼 K-denti도 미국과 유럽으로 진출할 것이다. 나는 그렇게 믿고 있다.

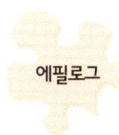
에필로그

턱에 美치다

    고백하자면 나는 어떤 사명감이나 거창한 목적의식을 지니고 치과의사의 길을 시작했던 게 아니다. 처음, 내 모교는 날 거부했다. 서울대 공대를 지원했지만, 낙방했다. 재수를 해 자연대에 입학을 했다. 미생물학을 공부하고 싶어서였다. 시골 촌놈이 우리나라 최고학부에 들어갔으니 어깨에 힘이 들어 갈만 했는데 곧 흥미를 잃었다.

    1970년대 우리나라에서 국가정책으로 말했던 과학입국이란 말은 시골 촌놈에게는 말 그대로 교시였다. 우리나라의 발전을 위해 훌륭한 과학자가 되겠다는 결심! 그러나 그 결심은 현실의 벽 앞에서 무참히 무너졌다. 지금이야 미생물학과라면 벤처열풍과 바이오산업의 핵심 아이콘으로 떠오르지만 당시만 해도 그리 비전 있어 보이지는 않았다.

시골에서 상경한 가난한 수재의 이미지가 어떠한지는 TV 드라마나 영화를 통해 많이 알고 있을 것이다. 7~80년대 엄혹했던 사회분위기와 음울했던 시대상황에서도 민주주의와 정의를 갈망하는 목소리는 죽지 않고 있었다. 그러나 가난한 고학생에게는 촌티를 벗어버리는 게 절대 과제였다. 그 구체적인 실행방법은 돈이었다.

시골에 있는 가족들의 얼굴이 떠올랐다. 학교를 함께 다니던 서울 출신 동기들을 보면서 주눅 들기도 했고, 앞으로의 미래를 위한 고민에 빠져들기도 했다. 이때 동기 한 명이 내게 이런 말을 툭 던졌다.

"치과의사가 되면 한 달에 200만 원을 벌 수 있다는데?"

1970년대 말 기준으로 200만 원이라면 꽤 큰돈이었다. 현실과 이상 사이에서 고민이 시작됐다. 아직 마음 한구석에는 과학자로서의 꿈이 있었지만, 현실은 그리 녹록하지만은 않은 상황이었다. 진로에 대한 고민을 하다가 지도교수였던 고(故) 심길순 교수님을 찾아갔다. 60의 노교수님은 너무도 '쿨' 하게 인생 상담을 해주셨다.

"앞으로 국민소득이 오르게 되면 사람들은 자연스럽게 건강에 관심을 가질 거야. 자기 건강에 직접적으로 영향을 끼치는 병은 너나 할 거 없이 병원을 찾아서 병을 고치지만, 이제까지 그런 관심에서 좀 멀어져 있던 의료과목이 주목받을 거야. 자네, 치대에 지원해보는 게 어떤가?"

"치대요?"

"그래, 치대. 생활수준이 올라가면 그동안 관심이 덜했지만 꼭 필요한 치료를 찾게 될 거야. 앞으로는 치과가 유망할 거야. 건강의 시작은 튼튼한 이빨부터가 아니겠어?"

그 길로 나는 자퇴를 하고, 반수를 택하게 됐다. 그리고 6개월 뒤에 서울 치대에 합격하여 입학식을 치르게 됐다. 처음 치과의사의 길을 선택한 이유는 아무리 젊은 시기라 해도 상당히 불순하고 불성실했다.

나는 치대 시절에도 어떤 사명감이나 소명의식과는 조금 거리가 있었다. 아니, 개업을 하고 마흔 줄에 들어설 때까지도 나는 끊임없이 조급증에 시달렸다. 촌놈이 촌놈티를 벗어나야겠다는 일념만으로 정말 쉴 새 없이 뛰었다.

내 인생은 늘 공사 중이었다.

청춘의 한가운데인 20대부터 시작해 한창 인생을 달렸던 30대까지 나는 조급증에 시달려야 했다. 빨리 성공해야 했고, 빨리 자리를 잡아야 했으며, 빨리 뭔가를 이루겠다고 발버둥 쳤다. 빠르게만 돌아가는 세상에 나를 맞춰야 했다. 아니, 맞추는 수준이 아니라 추월을 해야 한다는 강박에 시달려야 했다.

찬바람이 불 때면 여지없이 파헤쳐지는 보도블록들처럼 내 인생은 언제나 공사 중이었다. 그리고 어느 날 거짓말 같은 평화가 찾아왔다. 공자님 말씀이 이처럼 와 닿았던 적이 있을까? '불혹(不惑)'이었다. 어떠한 미혹에도 흔들리지 않는 40대의 삶. 마흔이 되면서부터 내 마음에는 평화가 깃들었다.

가지지 못한 것보다는 이제까지 이뤄온 것들을 뒤돌아보라.

남들이 보기에는 하찮게 보일 수도 있겠지만 나에게는 그 무엇과도 바꿀 수 없는 소중한 가족들, 작지만 그래도 알토란처럼 잘 키워낸 내 병원, 언제나 내 힘이 되어주는 동료들, 그리고 날 믿어주는 환자들……. 이들 모두가 나를 키웠다. 나를 키운 건 팔할이 이들이었다.

30대와 40대 사이의 그 어디쯤에서 문득 내가 허상을 쫓고 있었다는 걸 깨닫게 되었다. 나는 많은 걸 가지고 있었고, 분에 겨운 행복을 누리고 있었지만, 그걸 미처 깨닫지 못했다. 정말 종이 한 장 차이, 아니 습자지 한 장의 차이였다. 내 인생의 해석을 스스로 잘못하고 있었던 것이다.

내 일상과 개인적인 수준의 행복에서 눈을 돌리자 환자들이 눈에 들어오기 시작했다. 잘나가는 치과의사는 아니었지만, 환자들에게 소홀한 적도 없었으며 그때까지 의료사고나 환자들의 클레임 한 번 받지 않은 성실하고 유능한 치과의사라 자부하던 때였다.

이런 말 하긴 쑥스럽지만, 주변의 평판도 꽤 괜찮았다. 개업했던 치과는 큰 어려움 없이 잘 돌아가고 있었고, 환자들 사이에서도 입소문도 좋게 나던 시절이었다. 모든 게 완벽했기에 생각 자체를 하지 않았던 시절이었을까? 어느 날 문득 이런 생각이 번개처럼 찾아왔다.

내가 정말 의술을 말하는 의사가 아니라 기술자가 아닐까?

그때까지 내가 진료했던 환자들을 위해 최선을 다했는지에 대해 고민하게 됐다. 사람과 사람의 인연이란 게 있고, 사람에게는 그 사람만의 사명이란 게 있는 것 같았다. 내 사명이 무엇인지는 내 인생이 끝나는 순간 확실해지겠지만, 지금 서 있는 자리에서 소임을 다하는 게 인생의 사명이 아닐까 하는 생각이 나를 강하게 지배했다.

고민이 깊어졌다. 그때까지 진료했던 환자들의 진료기록표들을 천천히 넘기며 환자들의 얼굴과 치아 상태들을 떠올렸다. 두 눈을 감으니 천천히 치료하던 내 모습이 떠올랐다. 성실한 치과의사의 모습이 그려졌다. 그러나 그 이상의 모습은 보이지 않았다. 나는 도대체 누구이던가?

담당교수님의 '쿨'한 인생 상담 덕분에 인생의 진로(여담이지만 이때 인생은 보이지 않는 힘과 노력이 터닝포인트를 만든다는 사실을 깨닫게 됐다)를 결정하고, 거기에 맞춰 차곡차곡 인생을 쌓아갔던 치과의사 문형주만 있었다.

요즘 젊은 사람들은 30대에 사춘기를 맞이한다고 한다. 초등학교, 중학교, 고등학교 때에는 "대학 가면 모든 걸 다 할 수 있어. 방황도 그때 가서 해"라면서 학원으로 과외로, 특기적성교육으로 내몰린다고 한다. 인생이 행로가 결정되는 중요한 시험 앞에서 너, 나 할 것 없이 공부로 내몰리는 것이다. 그렇게 힘들여 대학을 가면 고민할 틈도 없이 바로 취업준비에 들어간다고 한다. 남들 다 하는 어학연수에, 봉사활동에, 인턴이다 뭐다 하면서 또 그렇게 내몰리다 보면 겨우겨우 취업을 하게 된다. 취업해서 자리를 잡으려면 또 1~2년 정도 사회에 시달려야 한다. 그제야 겨우 한숨을 돌리게 된다.

이때 불현듯 찾아오는 것이 '왜 사느냐'라는 인간으로서 가장 원초적인 질문이 흘러나오는 것이다. 사춘기를 느낄 틈도 없이 숨 가쁘게 달려오다 보니 서른 언저리가 돼서야 겨우 자신을 뒤돌아 볼 수 있게 됐다는 것이다. 마흔 언저리의 내가 바로 이런 상황이었다.

환자들에게 성실했고 그들의 아픔을 덜어주기 위해 노력했다. 덕분에 실력 있단 소리도 들어봤고 큰 과오 없이 여기까지 병원을 꾸려왔다. 이 정도면 의사로서 무난한 삶이 아닐까?
이렇게 자평해 봤지만 채워지지 않는 2%가 있었다. 치과의사라는 직업에 어떤 가치를 부여해 판단하고자 한 건 아니었다. 그러나 반평생을 함께해온 치과의사라는 타이틀 앞에서 자유로울 수는 없었다. 끊임없이 치과의사로서의 소명이 무엇이고 사명이 무엇인가를 고민했다. 아무런 고민이나 생각 없이 단순히 돈을 많이 번다는 이유 하나만으로 선택한 길이었기에 그 후폭풍은 더 거셌다. 이때 만난 것이 턱관절이었다.

고통 받는 환자. 원인 없는 통증. 방법 없는 의사. 의사라는 이름으로 살아온 지 10여년 만에 처음으로 손을 놓을 수밖에 없었다. 아픔을 말하는 환자 앞에서 딱히 떠오르는 말이 없었을 때의 그 막막함. 그 막막함 앞에서 의사로서의 길을 새롭게 보게 됐다. 나는 정말 새롭게 태어나고 싶었다.

환자를 위해서 내가 할 수 있는 무언가를 찾아야 한다.

의사이기에 의사임을 증명하고 싶었고, 의사이기에 의사라는 이름에 부끄럽지 않은 해답을 환자들에게 전해주고 싶었다. 그렇게 시간이 흘러 지금의 이 자리에서 나는 이 글을 쓰고 있다. 내 인생의 해석. 그 1막은 이렇게 끝이 나고 있는 것이다.

이제 2막을 열어야 할 시점이다. 턱관절 장애 환자들의 치료를 위해 내가 가지고 있는 자원과 시간 앞에서 할 수 있는 최선을 다했다고 스스로 평가하고 있다. 그게 턱관절 치료에 대한 내 답변이었고 1막의 주제였다. 어쩌면 1막은 쉬운 공연이었을지도 모른다. 어쨌든 나 스스로만 노력하면 되는 것이었고, 결과는 내 노력의 정도로 가늠할 수 있었다.

그러나 2막은 내 노력에 더해 사회적인 합의가 함께해야 한다. 내 궁극적인 목표는 턱관절 치료가 『동의보감(東醫寶鑑)』의 '탄생 철학'처럼 되기를 바라는 것이다. 21세기 현대의학의 시선으로는 부족한 점이 많은 것이 『동의보감』이다. 그러나 그 시작을 보면 오늘을 살아가는 의료인이라면 한 번쯤 되새겨 볼만한 점들이 많다.

『동의보감』을 한 마디로 정의내리자면 '조선시대의 표준 처방전 모음집'이라 할 수 있을 것이다. 임진왜란으로 의료체계 자체가 붕괴된 조선은 부족한 의료자원을 효율적으로 사용하기 위해서 무언가 새로운 체계를 만들어야만 했다. 그래서 갖가지 민간의학과 처방, 치료의 기전 등을 모으게 되었는데, 이것이 바로 『동의보감』이다. 지금의 시점으로는 부족한 부분, 비과학적인 부분이 많이 보이지만 수백 년 간 쌓아올린 경험의료를 기반으로 최소한의 시행착오와 비용으로 환자들의 건강을 지키겠다는 그 철학은 당연히 인정받아야 한다.

턱관절 치료가 이제까지 보여준 방향성도 이와 비슷하다. 이제까지 쌓아올린 수많은 의료 경험을 바탕으로 하나의 표준 처방으로 자리 잡기 위한 노력들이 있었다. 그 노력들이 모여 '통합치의학'으로 완성한다면 내 15년의 노력 그리고 앞으로 쏟아 부을 내 노력들을 똑똑히 바라볼 수 있지 않을까?

마지막으로 이 책을 읽는 독자들에게 드릴 말씀이 하나 더 있다. 이제껏 내가 말한 턱관절 장애 치료에 대해서 이 한 마디만 덧붙이고 싶다.

턱관절 장애치료에 대해 믿어도 그만, 믿지 않아도 그만이다. 의료사기나 돌팔이라 불러도 좋다. 다만 대한민국 의사의 자긍심과 경쟁력을 믿고서, 치과의사 문형주를 새로운 의학의 지평을 열어나가는 개척자로 평가해주면 감사하겠다는 것이다. 나는 앞으로 K-denti의 세계적 경쟁력과 가능성을 위해 남은 생애를 헌신하고자 한다. 독자 여러분의 많은 성원과 격려가 있으면 큰 힘이 될 것이다······.

그뿐이다. 결국은 시간이 해결해 줄 문제이다. 지난 15년간 나는 이것이 사실이자 진실이라고 믿었다. 턱관절 장애환자는 분명 존재했고, 이를 치료하기 위한 치료법에 골몰했다. 여기까지는 일개 치과 개업의의 영역이라 할 수 있겠지만, 난 한 발 더 나아가 턱관절 치료의 임상결과를 근거로 치료법을 개발하고 그 이론적 토대를 만들기 위해 애썼다. 그 결과가 '근막연결이론'이다. 그리고 그 결과를 증명받기 위해 세계에서 가장 권위를 자랑하는 SCI급 학술저널에 논문을 등재했다.

여기까지의 내 노력은 앞에서도 언급했지만 턱관절 환자들에 대한 연민과 내 스스로에 대한 사명의식과 소임에 대한 믿음 때문이었다. 그리고 그 믿음은 환자들의 치료경과를 보면서 확신으로 변했다.

15년 전 내 선택에 대해서 후회는 없으며 앞으로도 건강이 허락된다면 죽는 그 순간까지 나는 턱관절에 매달릴 것이다. 턱관절 장애 연구와 치료를 통해서 나는 내 인생을 어떻게 해석해야 할지, 앞으로 내가 어떻게 내 인생을 해석해 나가야 할지 그 해답을 받았다. 그리고 그 해답이 바른 풀이였다고 지금도 확신하고 있다.

나를 이 자리에 있게 해주신 부모님, 지난 15년 묵묵히 날 지켜봐주고 응원해 주었던 아내와 가족. '문치과 병원'의 동료 의사와 간호사, 스태프들, 출판사 관계자 분들께 감사드립니다. 그리고 부족한 저를 찾아준 환자 여러분께 감사의 인사를 전합니다. 여기까지 인도해주시고 은혜내려주시고 깨닫게 하시는 하나님께 감사드립니다.

앞으로도 나는 평생 턱과 함께 살게 될 것이다.
그게 내 사명이자 소임이니까.

턱관절 장애를 불러오는 생활습관

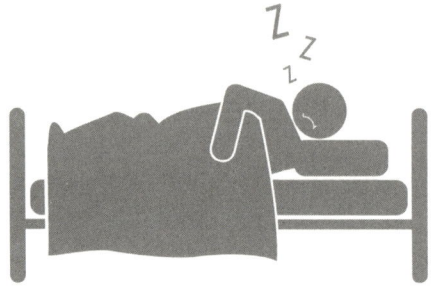

옆으로 누워 잔다.
높은 베개를 사용한다.

등을 굽히거나 얼굴을 숙인 채
오랫동안 앉아 있다.

업무상 긴장이 지속되는 시간이 길다.

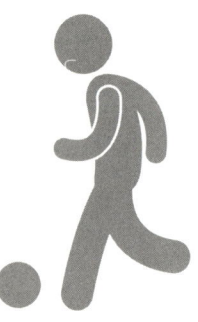

운동을 할 때 이를 꽉 문다.

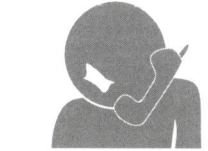 통화할 때 수화기를 어깨에 끼운다.
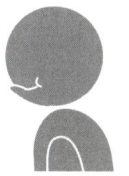 맞물림의 이상
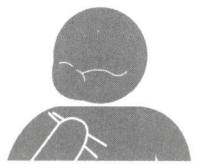 한쪽으로만 음식물을 씹는다.

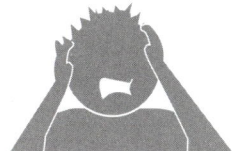 스트레스를 자주 받는다.
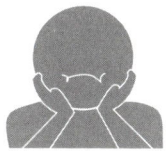 뺨이나 턱을 괸다.
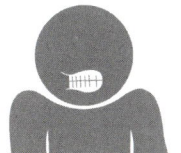 평소 자기도 모르게 이를 악문다.

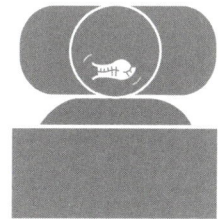 이를 간다.

턱관절 장애 진단법

I

① 입을 크게 벌렸을 때 그 사이에 손가락 세 개가 자연스럽게 들어가지 않는다.
　(입은 정상적으로 45~55mm 정도 벌어져야 한다.) YES I NO

② 입을 열고 닫을 때 수직으로 벌어지지 않고 한쪽으로 편위된다. YES I NO

③ 턱관절 부위에 통증이 있거나 소리가 난다. 혹은 과거에 턱관절 통증이 있었거나 소리가 났다. YES I NO

위 항목 중 한 가지라도 해당된다면 다음 사항을 체크해보자. 항목마다 YES 또는 NO를 선택하여 표시해보자.

II

① 이를 악 무는 습관이 있다. YES I NO

② 잠 잘 때 이를 간다. YES I NO

③ 앞니가 자꾸 벌어진다. YES I NO

④ 자주 구내염이 생긴다. YES I NO

⑤ 이유 없이 음식물 삼키기가 어렵다. YES I NO

⑥ 얼굴이 비대칭이거나 최근 몇 년 사이에 얼굴형이 변했다. YES I NO

⑦ 얼굴에 여드름이나 피부 트러블이 자주 발생한다. YES I NO

⑧ 자주 눈물이 나거나 눈이 건조하거나 충혈된다. YES I NO

⑨ 눈이 자주 피곤하거나 눈 뒤로 압박감이 느껴진다. YES I NO

⑩ 귀울림이 있다. YES I NO

⑪ 귀에 염증이 없는데 가끔 통증이 있다. YES I NO

⑫ 어지럼증 또는 두통이 있다. YES I NO

⑬ 코로 호흡하는 것이 힘들다. YES I NO

⑭ 목이나 어깨가 자주 뻐근하고 아프다. YES I NO

⑮ 원인 모를 소화장애가 심하다. YES I NO

⑯ 생리통 또는 생리불순이 있다. YES I NO

⑰ 몸의 중심이 안 맞거나 자세가 바르지 않다. YES I NO

⑱ 평소에 잠을 잘 못 이룬다. YES I NO

⑲ 항상 가시지 않는 만성피로가 있다. YES I NO

⑳ 신경이 예민하거나 갑자기 화를 잘 낸다. YES I NO

....

I문항에 하나라도 해당되는 사람이 II문항에 'YES' 가 2개 이상이면 턱관절 장애를 앓고 있을 확률이 높다.

턱관절 전문 병원을 찾아 자세한 진단을 받는 것이 좋다. (자세한 내용은 134쪽 참조)